JN442668

YOGA
MANUAL

YOGA MANUAL

초판 1쇄 발행 2023년 2월 20일

지은이 김미숙, 임영희, 박인혜
펴낸이 이광재
펴낸곳 펴냄출판사(2023 Printed in Korea)

책임편집 서영주
본문편집 오인택
책임교정 이순례, 박순옥
마 케 팅 이종희, 이상빈
경영지원 이종희, 박희숙

출판등록 2010년 8월 18일 제313-2010-260호
주소 서울시 마포구 동교로23길 36 리앤리빌딩
전화 02-336-3477
팩스 02-336-6762
메일 k_medical@hanmail.net
www.hanmibook.co.kr

ISBN 978-89-967904-4-0 93510
정가 20,000원

※ 이 책의 전부 또는 일부를 도서출판 한미의학의 사전 승인 없이 무단으로 복제하는 것은 법률로 금지되어 있습니다.

YOGA MANUAL

김미숙 임영희 박인혜

펴냄출판사

서문

자동화로 인하여 인간의 일자리와 움직임은 대부분 기계로 대체되고, 인간은 인공지능 앞에서 한없이 무기력함을 느끼며 불안감은 증폭되어 가고 있다. 이러한 물질문명의 지배에 의한 불안과 공포로부터 인간은 과연 어떻게 살아남을 수 있을까? 그것은 바로 상황이나 환경에 경직되지 않고 유연하게 받아들이며 변화에 적응할 수 있는 '마음의 균형(Mental Balance)'이 아닐까? 그리고 스스로를 인정하고 수용하는 힘인 '안정된 정체성(Identity)'이 필요하지는 않을까? 이러한 질문에 답을 주듯 수천 년에 걸쳐서 발전되어 온 실용 과학으로 인간의 육체적, 도덕적, 정신적 조화와 안정성을 다스리는 방법으로 요가가 알려져 있다. '요가(Yoga)'는 삼매(三昧; Samadhi), 집중을 의미하는 어근 유즈(yuj)에서 파생된 낱말이며, 결합, 연결, 관계, 합일 등의 뜻으로 보기도 한다. 이는 인간의 한정된 시야를 초월하기 위해 심신의 균형을 잡고 내면의 다양한 양극성을 화해시키는 것이다. 또한 고전 요가의 근본 경전인 파탄잘리의 『요가수트라』에서는 '요가란 마음의 작용을 멈추는 것'이라고 하였듯 요가는 마음의 구조와 그 작용을 인지하며 내적 움직임을 조절하고 인간 본래의 고요한 마음으로 돌아가도록 할 수 있게 하는 마음·몸·정신의 융화 방법이다. 따라서 급변하는 사회에서 요가를 통해 신체적인 측면과 정신적인 측면의 조화를 이루고 우리 몸의 소우주를 움직여 몸과 마음의 안정을 얻을 수 있는 길을 모색해야 한다. 나아가 개별화되고 파편화된 존재로서 고립된 자기 자신으로부터 벗어나 우주와의 조화와 합일을 이루어 제한된 인간의 인식을 넘어설 수 있는 길로써 요가가 적극적으로 활용되어야 한다.

처음 요가를 접했을 때는 많은 것을 얻을 수 있다는 욕심에서 시작하였으나 수련의 해가 거듭될수록 채움보다는 비우는 것이 얼마나 어렵고 힘든 과정인지 깨닫게 되었다. 요가는 끊임없는 노력과 인내를 요구하고 자신의 변화를 통해 겸손함과 헌신 그리고 습관의 변화를 가져왔을 때 비로소 목적을 이룰 수 있을 것이다. 그리고 마음의 고요함을 얻기 위해 '나(Self)'와 '우주(Universe)'가 결합하여 수련하고, '아사나(Asana)'와 '프라나야마(Pranayama)'를 수행해야 할 것이다.

이 책의 저자들은 "파워 요가 매뉴얼"을 2008년도에 출판하였고 수업에 활용하는 가운데 많은

부분에서 수정 및 보완해야 할 필요성을 느꼈다. 또한 개인적인 요가 수련을 하거나 타인을 지도할 수 있도록 아사나별로 바른 자세와 각 과정의 단계를 사진으로 제시하였고, 각 장마다 동작의 방법과 호흡, 효과 등에 관해 설명하여 이해를 돕도록 하였다. 따라서 이 책을 통하여 자신의 몸 상태를 객관적으로 이해하고 요가 아사나를 꾸준히 수행한다면 비로소 바른 몸 쓰임을 디득히게 될 것이다. 다만 무리한 요가 동작을 강행하여 신체에 필요 이상의 통증이나 긴장이 생기지 않도록 주의해야 할 것이다.

이 책의 목차는 다음과 같이 구성하였다. 첫 번째 장에서는 태양 경배 자세 기초(Basic), 태양 경배 자세 I로 구분하여 난이도 조절을 할 수 있도록 하였으며, 두 번째 장에서는 태양 경배 자세 II로 아사나를 구성하였다. 세 번째 장에서는 근력을 기를 수 있는 파워 요가 매뉴얼을 제시하였으며, 네 번째 장에서는 근력과 균형에 주안점을 두고 응용 자세 1은 서서 하는 자세와 균형 잡기 중심으로, 응용 자세 2에서는 앉아서 하는 자세 중심으로, 응용 자세 3에서는 누워서 하는 자세 중심으로 구성하였다.

책이 완성되기까지 많은 이의 도움이 있었기에 가능했다. 특히 기업 브랜딩 담당자로 활동 중인 이다은 기획자가 도서 기획부터 제작까지 참여해 큰 도움을 주었으며, 그래픽 및 편집 디자인은 이재은 디자이너의 안목으로 제작되었고, 사진 촬영은 이주은 학생이, 전반적인 검수 및 편집은 김은혜 박사의 도움으로 완성할 수 있었다.

요가를 규칙적으로 꾸준히 실천하여 신체적 건강과 내면의 안정을 찾는 데 도움이 되길 바라는 마음 간절하며 변화된 자신을 발견하기를 소망한다.

2023.01

저자 일동

저자 소개

김미숙

성신여자대학교 무용예술학과 교수
세계요가협회 이사
한국체육철학회 회장
Reebok University 요가 자격증 취득

임영희

성신여자대학교 무용예술학과 겸임교수
광운대학교 정보과학교육원 체육학과 요가 외래교수
Reebok University 요가 자격증 취득
SM DANCE STUDIO 요가 테라피 강사
전) 건국대학교 미래지식교육원 외래교수
전) 문화체육관광연구소 요가 재활 연구원

박인혜

광운대학교 정보과학교육원 스포츠건강재활학/체육학 전공 주임교수
Bikram Yoga College 졸업 및 자격
Reebok University 요가 자격증 취득
The Hot Yoga Academy 대표 및 지도자 양성
전) 고려대학교, 성신여자대학교 요가 외래교수
전) 성균관대학교 요가 초빙교수

목차

* Surya Namaskara 태양 경배 자세
  Surya는 '태양, 빛과 열, 지식'을 Namaskara는 '경배, 인사'를 뜻한다.
  인간을 포함한 모든 생명의 근원적인 힘인 태양을 경배하는 의미를 가진 동작으로 요가 아사나를 하기 위한 준비 자세이다.
  모든 자세는 호흡과 동작이 연속적으로 이어져 몸 전체를 부드럽고 유연하게 해 준다.

Chapter 1.1

SURYA NAMASKARA BASIC

태양 경배 자세 기초

Surya Namaskara Basic은 초보자도 쉽게 따라 할 수 있는 시바난다 스타일 동작이며,
요가를 시작하기 전 몸에 열을 올려 관절과 근육을 부드럽게 만들기 위한 12가지 기초 자세들로 구성되어 있다.
요가를 시작하기 전 워밍업 효과를 보기 위해 12가지 자세들을 오른쪽과 왼쪽 각 한 세트로 하여 수회 수련하도록 한다.

1. Pranamasana
프라나마아사나

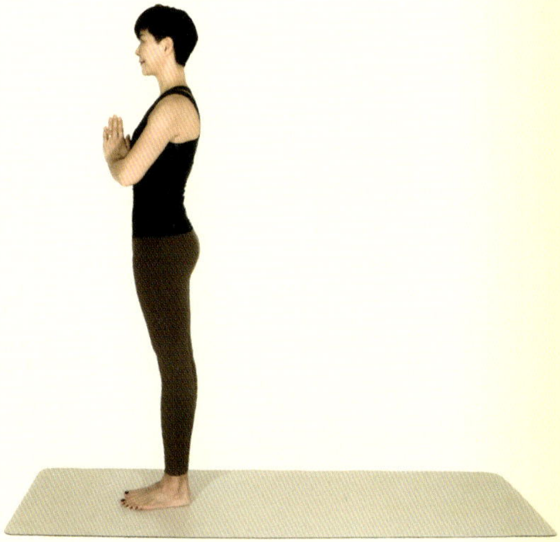

방법
숨을 내쉬며 양손을 합장하고 바르게 선다.
시선은 정면을 향하고 복부와 엉덩이를 수축시킨다.

효과
바른 자세 유지
상/하체의 균형 및 정렬

2. Hasta Uttanasana
하스타 우타나아사나

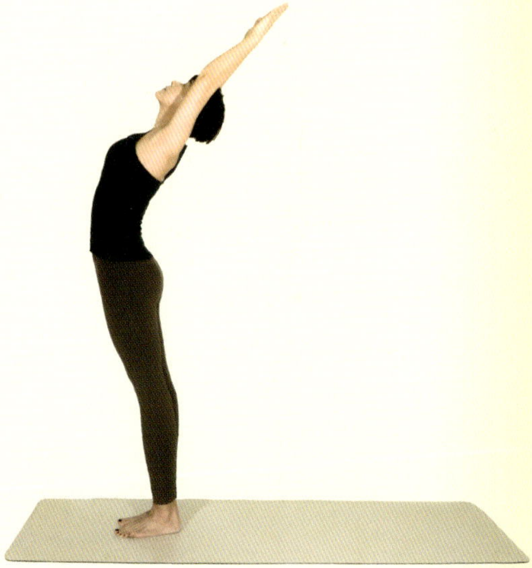

방법
숨을 마시며 시선은 뒤쪽으로 한다.
양팔과 상체를 뒤로 하며, 무게 중심은 뒤꿈치에 둔다.
엉덩이를 앞쪽으로 밀어내며, 엉덩이를 수축시킨다.

효과
척추의 유연성 및 탄력성 강화
척추 근력 강화
신체 에너지 상승

3. Uttanasana
우타나아사나

방법
숨을 내쉬며 상체를 아래로 하여 상/하체가 최대한 밀착되게 한다.
상/하체가 바닥과 수직이 되게 하고 체중은 발가락 쪽으로 한다.

효과
상/하체 혈액순환
요통 완화
소화력 증대

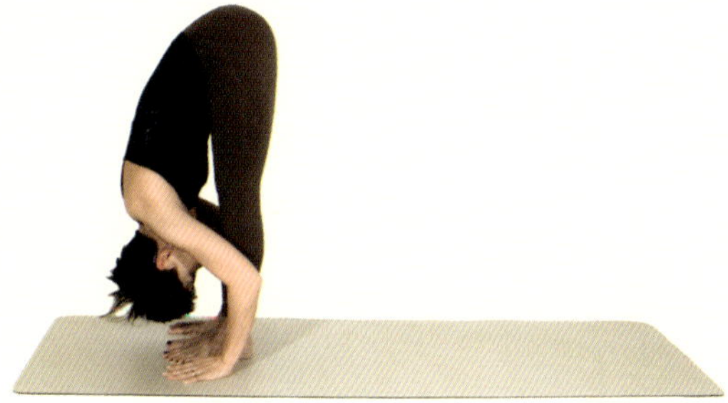

4. Ashva Sanchalanasana
아쉬바 산차라나아사나

방법
숨을 마시며 오른 다리를 뒤로 하고 무릎을 바닥에 댄다.
가슴과 시선은 천장을 향하여 들어 올린다.

효과
척추의 유연성 증대
하체의 유연성 증대
자세 교정

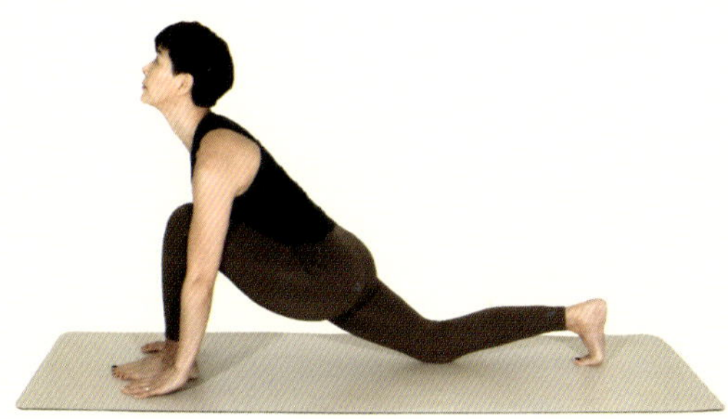

5. Kumbhakasana
쿰바카아사나

방법
숨을 멈춘 상태로 양손을 바닥에 두고 두 발을 뒤로 이동시킨다.
머리부터 발끝까지 일직선으로 유지시키며
시선은 양손 사이 약 30cm 앞을 향한다.

효과
전신 근력 강화
코어근육 강화
팔과 다리 근력 강화

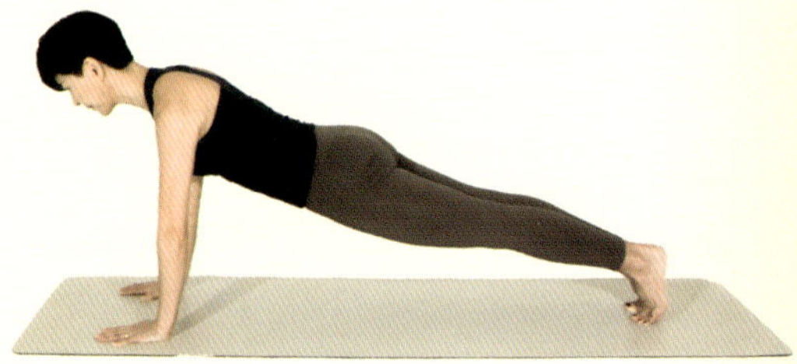

6. Ashtanga Namaskara
아쉬탕가 나마스카라

방법
숨을 내쉬며 무릎, 가슴, 턱이 바닥에 닿도록 한다.
엉덩이는 들어 올리고 복부는 수축시킨다.
시선은 앞을 향한다.

효과
팔과 손목 강화
경추의 피로 해소
상체 말림 예방

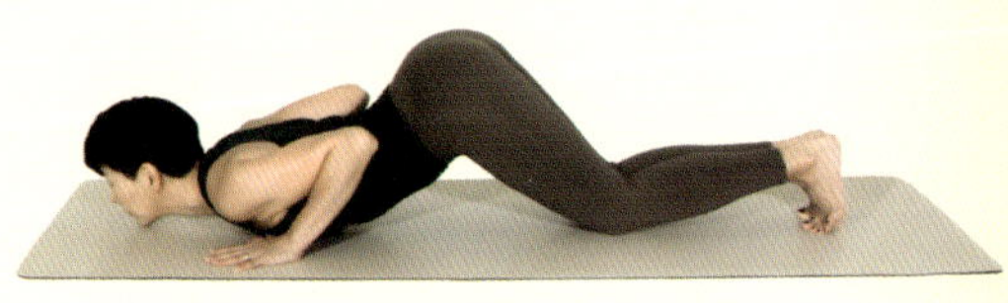

7. Bhujangasana
부장가아사나

방법

숨을 마시며 시선은 천장을 향하고 상체를 뒤로 젖힌다.
양발을 모으고 엉덩이는 수축시킨다.
어깨는 낮추고 가슴을 열고 턱을 들어 올린다.

효과

척추 유연성 및 근력 강화
디스크 예방
자세 교정

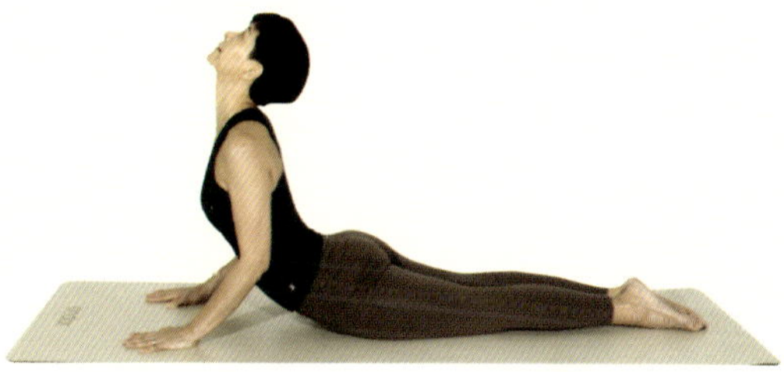

8. Adho-Muka-Svanasana
아도 무카 스바나아사나

방법

숨을 내쉬며 엉덩이를 높이 들어 올리고
양손과 양발을 바닥에 완전히 밀착시킨다.
몸을 곧게 펴고 고개는 떨구어 시선은 양발 사이를 향한다.

효과

혈액순환 강화
다리 뒤쪽(무릎, 종아리, 아킬레스건) 스트레칭
척추의 유연성 증대

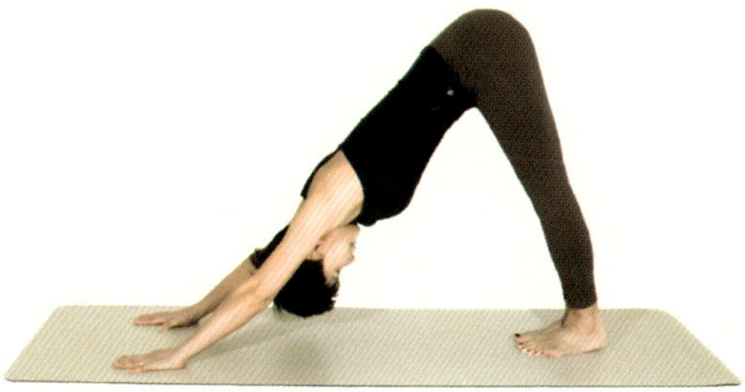

9. Ashva Sanchalanasana
아쉬바 산차라나아사나

방법
숨을 마시며 오른 다리를 앞으로 하고 왼 무릎을 바닥에 댄다.
가슴과 시선은 천장을 향하여 들어 올린다.

효과
척추의 유연성 증대
하체의 유연성 증대
자세 교정

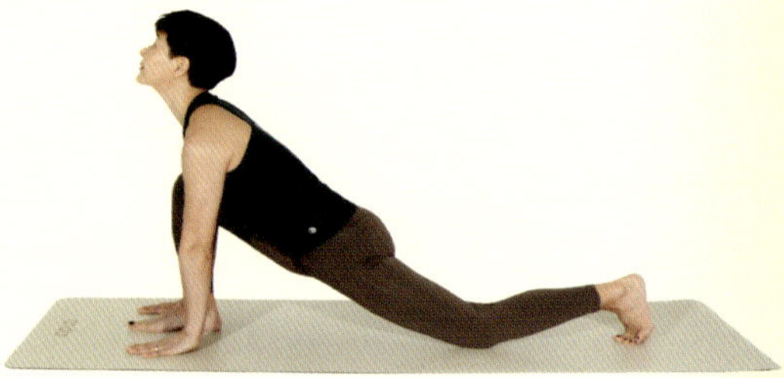

10. Uttanasana
우타나아사나

방법
숨을 내쉬며 왼발을 앞으로 이동하여 두 발을 모으고 상/하체가 최대한 밀착되게 한다.
상/하체가 바닥과 수직이 되게 하고 체중은 발가락 쪽으로 한다.

효과
상/하체 혈액순환
요통 완화
소화력 증대

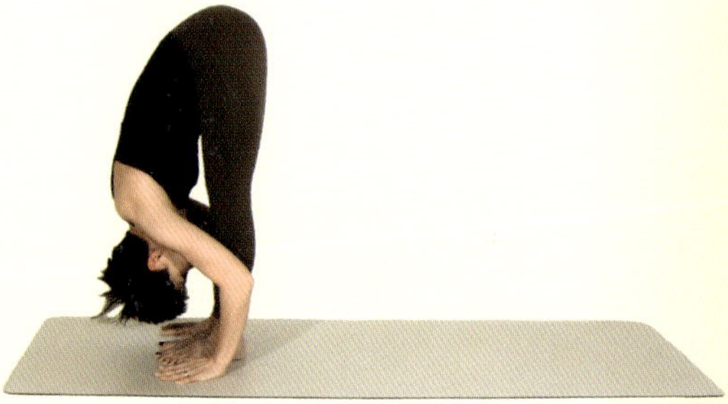

11. Hasta Uttanasana
하스타 우타나아사나

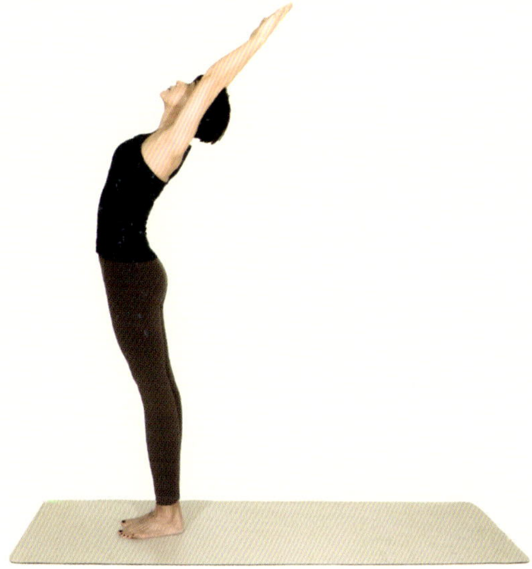

방법
숨을 마시며 시선은 뒤쪽으로 한다.
양팔과 상체를 뒤로 하며, 무게 중심은 뒤꿈치에 둔다.
골반을 앞으로 밀어내며, 엉덩이를 수축시킨다.

효과
척추의 유연성 및 탄력성 강화
척추 근력 강화
신체 에너지 상승

12. Pranamasana
프라나마아사나

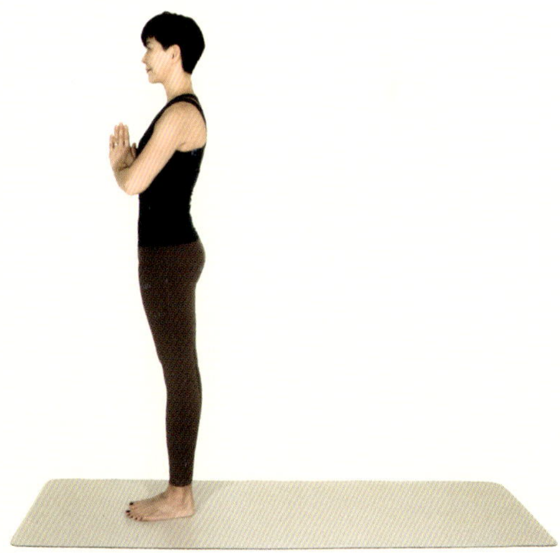

방법
숨을 내쉬며 양손을 합장하고 바르게 선다.
시선은 정면을 향하고 복부와 엉덩이를 수축시킨다.

효과
바른 자세 유지
상/하체의 균형 및 정렬

Review

SURYA NAMASKARA BASIC

태양 경배 자세 기초

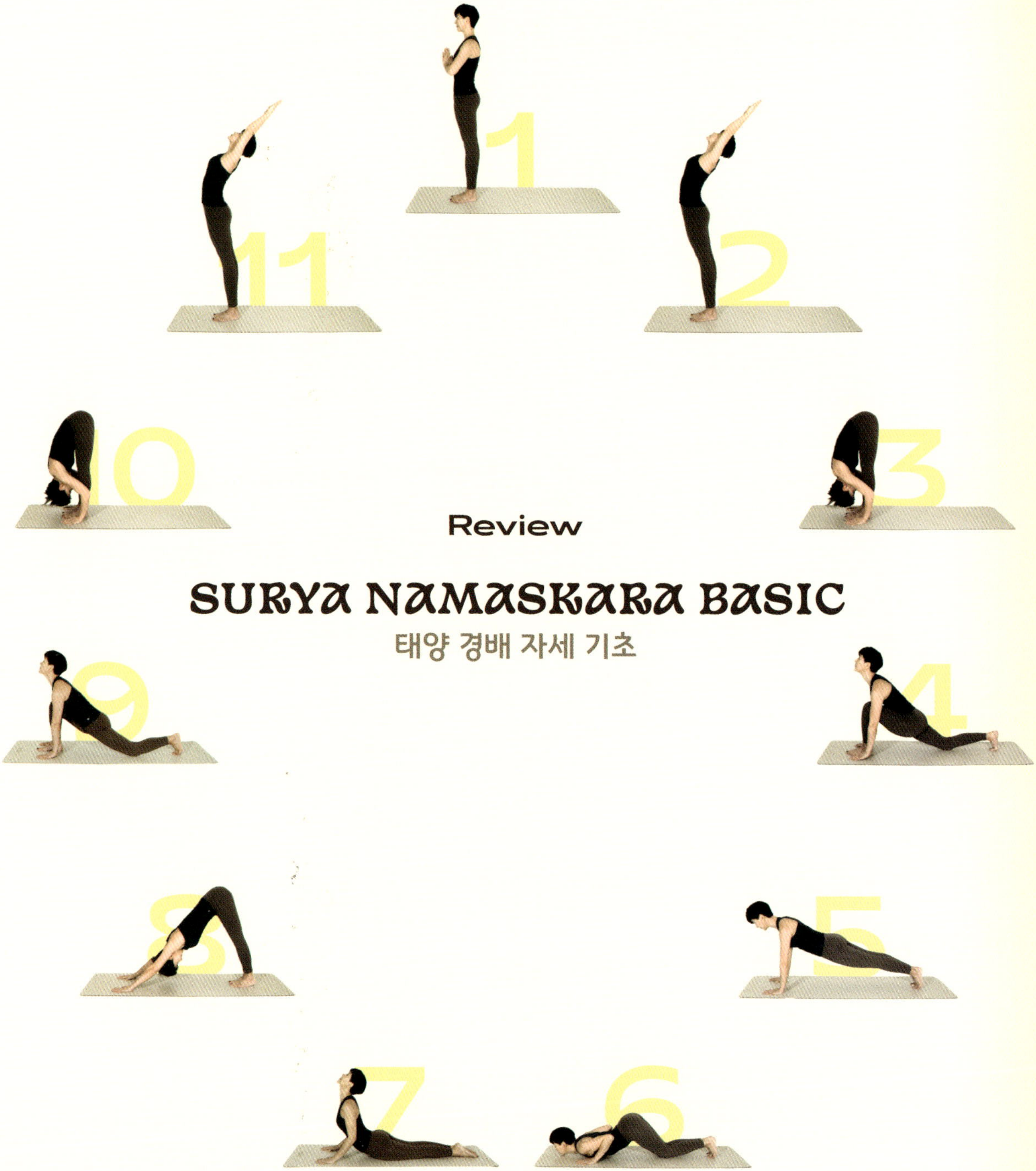

* Surya Namaskara 태양 경배 자세
Surya는 '태양, 빛과 열, 지식'을 Namaskara는 '경배, 인사'를 뜻한다.
인간을 포함한 모든 생명의 근원적인 힘인 태양을 경배하는 의미를 가진 동작으로 요가 아사나를 하기 위한 준비 자세이다.
모든 자세는 호흡과 동작이 연속적으로 이어져 몸 전체를 부드럽고 유연하게 해 준다.

Chapter 1.2

SURYA NAMASKARA I

태양 경배 자세 I

Surya Namaskara I은 아쉬탕가 요가로 전/후굴을 기초한 10가지 동작으로 구성되어 있다.
몸의 열을 올려 관절과 근육을 부드럽게 만들기 때문에
요가를 시작하기 전 워밍업 효과를 보기 위해 10가지 자세들을 수차례 반복 수련하도록 한다.

1. Tadasana
타다아사나

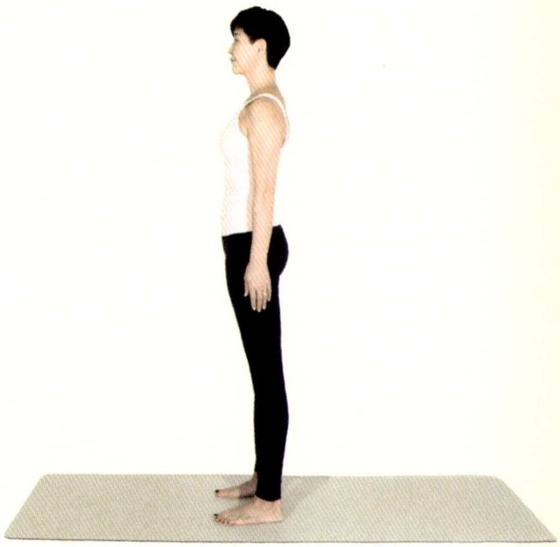

방법
숨을 내쉬며 양발을 골반 너비로 벌리고
양팔은 바지 옆 선에 두어 바르게 선다.
시선은 전방을 향하고 엉덩이를 수축시킨다.

효과
상/하체의 균형
몸의 바른 정렬

2. Urdhava Hastasana
우르드바 하스타아사나

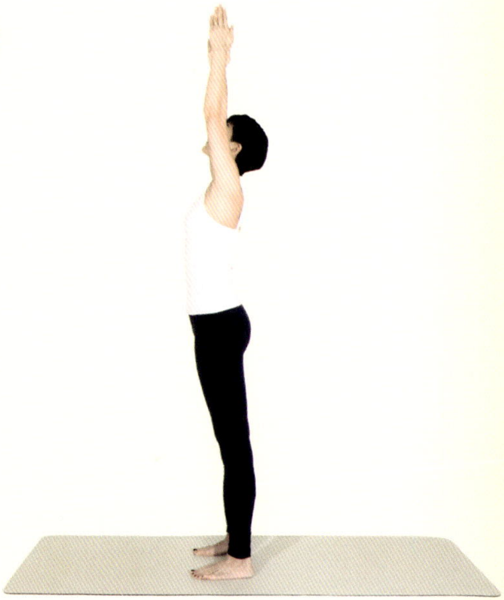

방법
숨을 마시며 양팔을 천장으로 들어 올려 합장한다.
시선은 손끝을 보며 온몸을 최대한 천장을 향해 늘여준다.

효과
척추 활력
어깨 건강
바른 자세 도움

3. Uttanasana
우타나아사나

방법

숨을 내쉬며 상체를 아래로 하여 상/하체가 최대한 밀착되게 한다.
상/하체가 바닥과 수직이 되게 하고 체중은 발가락 쪽으로 한다.

효과

상/하체 혈액순환
요통 완화
소화력 증대

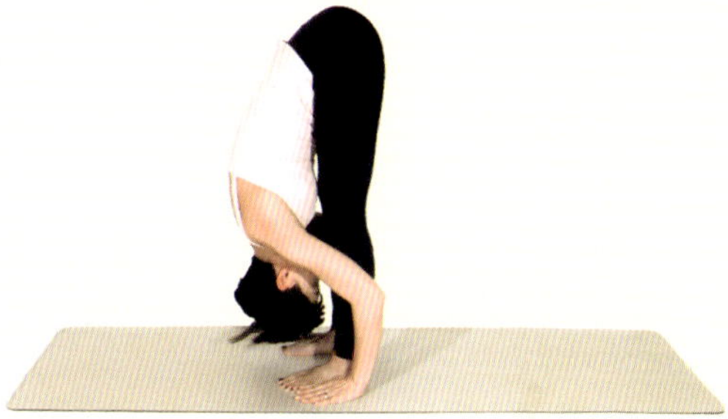

4. Ardha Uttanasana
아르다 우타나아사나

방법

숨을 마시며 고개는 들어 올려 가슴을 펴고 시선은 정면으로 향한다.
손끝은 발끝에 놓고 계속해서 몸통의 앞쪽을 늘여준다.

효과

디스크 예방
다리 뒤쪽과 척추의 유연성 증대
척추 근력 강화

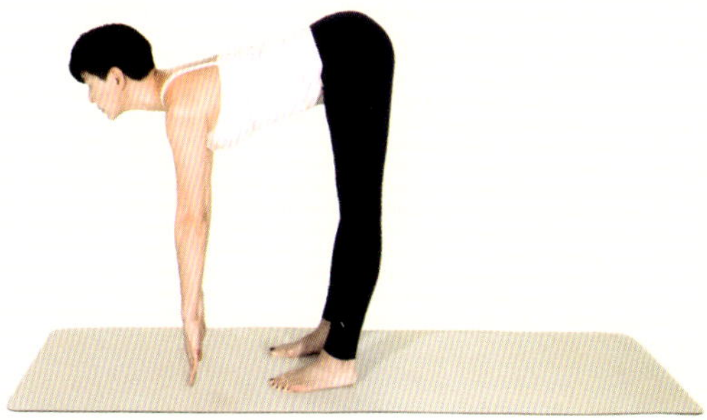

5. Chaturanga Dandasana

차투랑가 단다아사나

방법

숨을 내쉬며 푸시업을 하듯 팔꿈치를 90도로 구부려 몸을 바닥으로 낮춘다.
온몸이 바닥과 수평이 되도록 하고 시선은 바닥을 향한다.

효과

팔과 손목 강화
전신 근력 강화
코어근육 강화

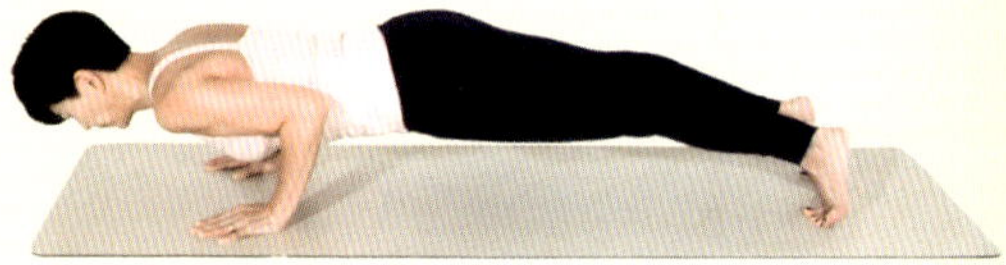

6. Urdhva-Muka-Svanasana

우르드바 무카 스바나아사나

방법

숨을 마시며 엉덩이를 수축시키고 손바닥과 발등으로
바닥을 눌러 가슴을 위로 들어 올려 준다.
시선은 천장을 향하고 어깨를 뒤로 젖혀 솟지 않게 아래로 낮추어 준다.

효과

척추의 유연성 증대
척추 활력 및 활성화
팔과 다리 근력 강화

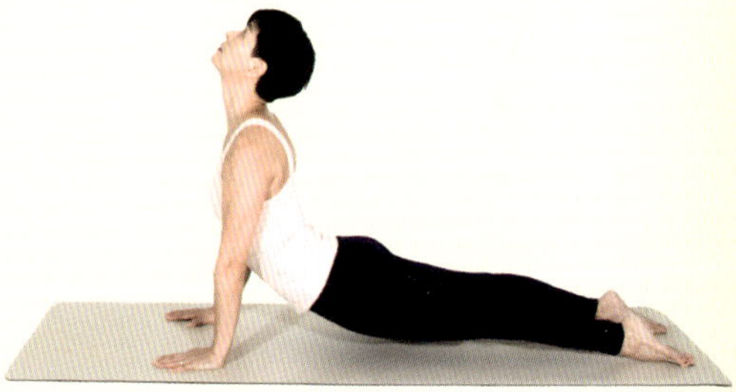

7. Adho-Muka-Svanasana

아도 무카 스바나아사나

방법

숨을 내쉬며 엉덩이를 높이 들어 올리고
양손과 양발을 바닥에 완전히 밀착시킨다.
몸을 곧게 펴고 고개는 떨구어 시선은 양발 사이를 향한다.

효과

혈액순환 강화
다리 뒤쪽(무릎, 종아리, 아킬레스건) 스트레칭
척추의 유연성 증대

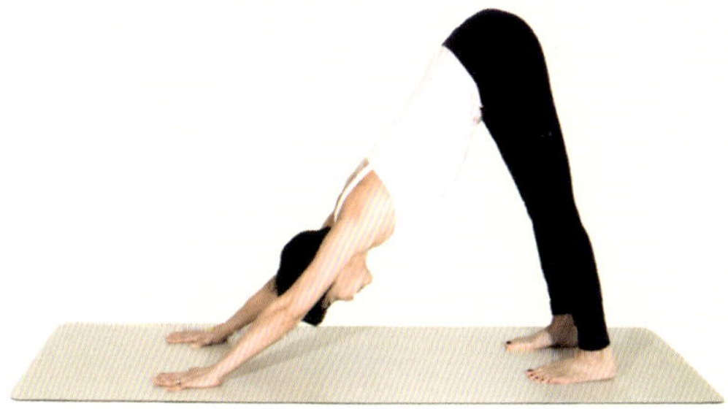

8. Ardha Uttanasana

아르다 우타나아사나

방법

숨을 마시며 고개는 들어 올려 가슴을 펴고 시선은 정면으로 향한다.
손끝은 발끝에 놓고 계속해서 몸통의 앞쪽을 늘여준다.

효과

디스크 예방
다리 뒤쪽과 척추의 유연성 증대
척추 근력 강화

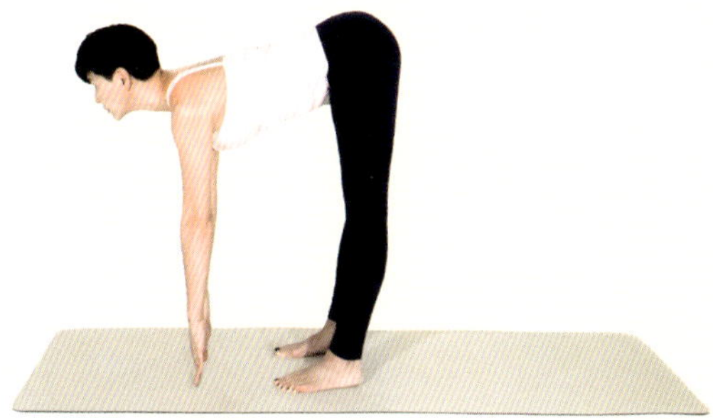

9. Uttanasana
우타나아사나

방법
숨을 내쉬며 상체를 아래로 하여 상/하체가 최대한 밀착되게 한다.
상/하체가 바닥과 수직이 되게 하고 체중은 발가락 쪽으로 한다.

효과
상/하체 혈액순환
요통 완화
소화력 증대

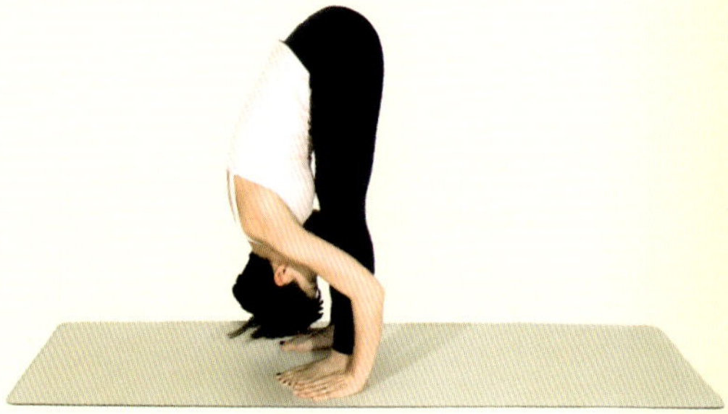

10. Urdhava Hastasana
우르드바 하스타아사나

방법
숨을 마시며 양팔을 천장으로 들어 올려 합장한다.
시선은 손끝을 바라보며 엉덩이에 힘을 주고
온몸을 최대한 천장을 향해 늘여준다.

효과
척추 활력
어깨 건강
바른 자세 도움

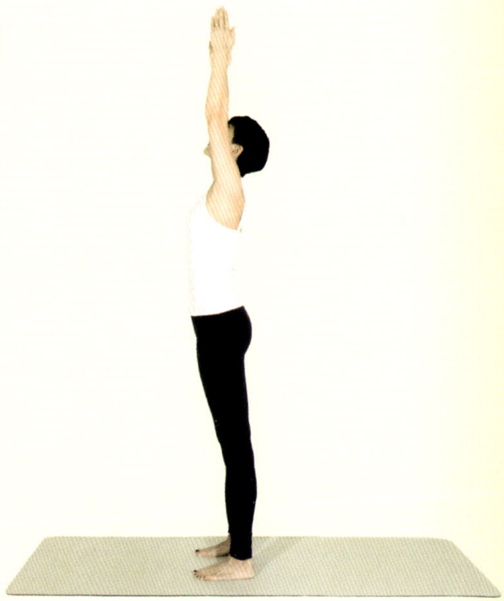

11. Tadasana

타다아사나

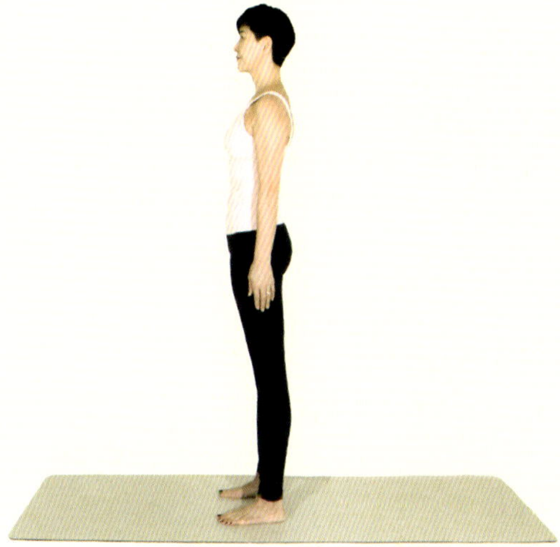

방법

숨을 내쉬며 양발을 골반 너비로 벌리고
양팔은 바지 옆 선에 두어 바르게 선다.
시선은 전방을 향하고 엉덩이를 수축시킨다.

효과

상/하체의 균형
몸의 바른 정렬

Review

SURYA NAMASKARA I

태양 경배 자세 I

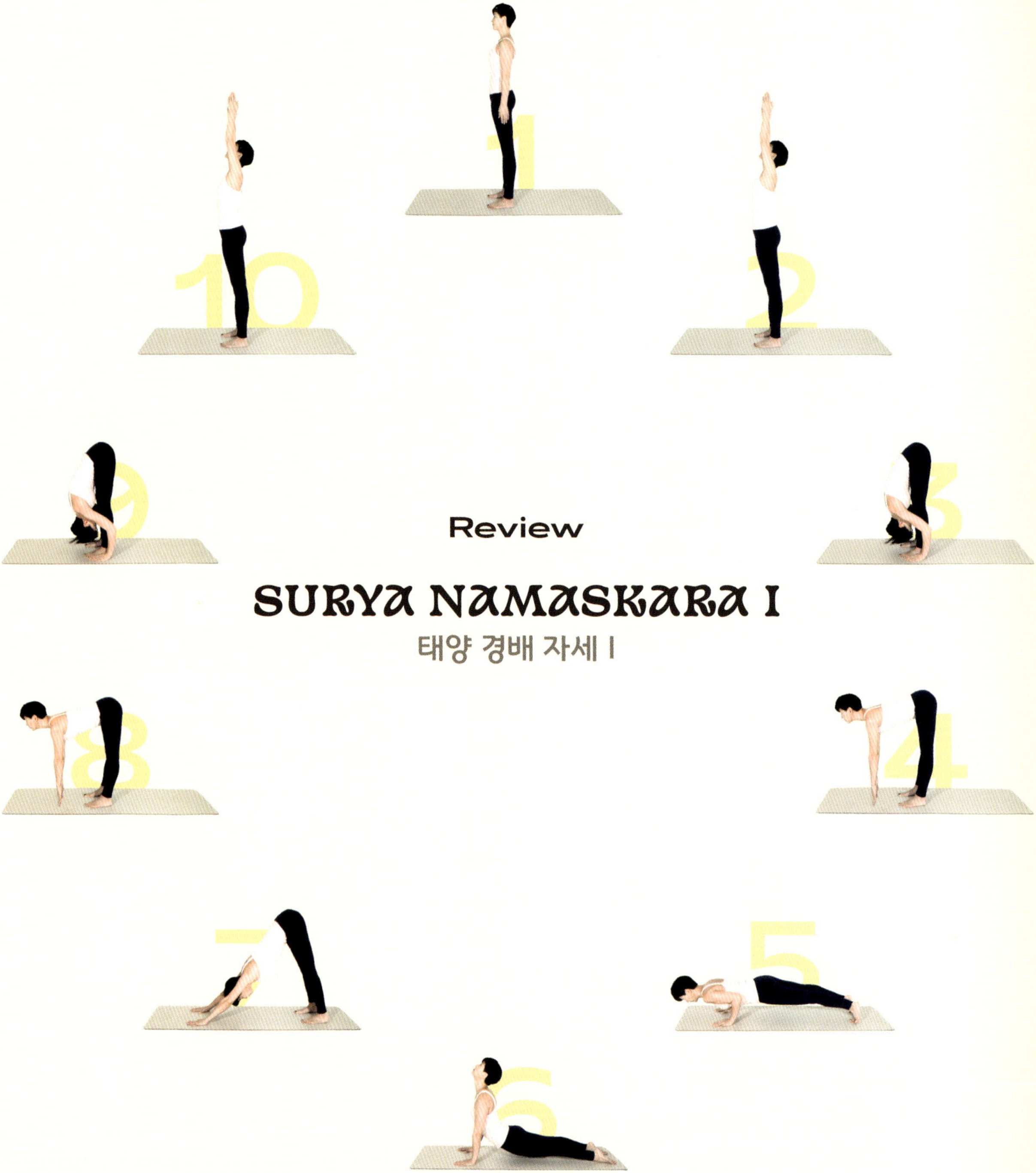

* Surya Namaskara 태양 경배 자세

Surya는 '태양, 빛과 열, 지식'을 Namaskara는 '경배, 인사'를 뜻한다.

인간을 포함한 모든 생명의 근원적인 힘인 태양을 경배하는 의미를 가진 동작으로 요가 아사나를 하기 위한 준비 자세이다.

모든 자세는 호흡과 동작이 연속적으로 이어져 몸 전체를 부드럽고 유연하게 해 준다.

Chapter 2

SURYA NAMASKARA II

태양 경배 자세 II

Surya Namaskara II는 신체의 모든 관절, 근육, 내장 기관을 부드럽게 하고 몸의 균형 및 노폐물 배출 등에 효과가 있다. 수련 시 부상을 방지하는 효과가 있어 Surya Namaskara I이 익숙해진 후 Surya Namaskara II의 자세들을 수행하기를 추천한다. Surya Namaskara II는 Surya Namaskara I에서 웃카타아사나와 비라바드라아사나 I을 추가한 자세들로 오른쪽과 왼쪽 각각 한 세트로 하여 수회 수련하도록 한다.

1. Tadasana
타다아사나

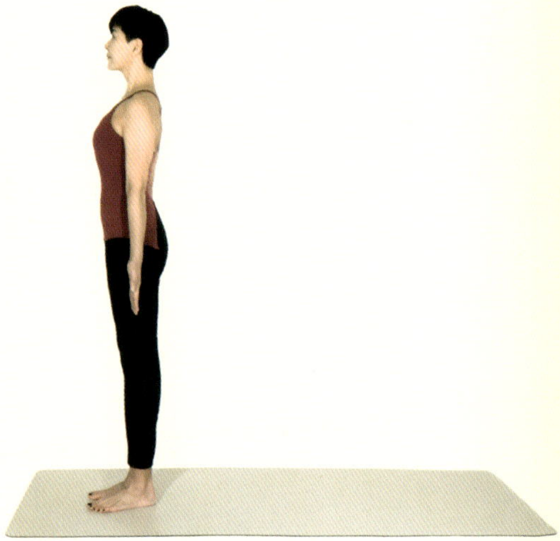

방법
숨을 내쉬며 양발을 모으고 바르게 선다.
시선은 정면을 향하고 복부와 엉덩이를 수축시킨다.

효과
신체 정렬
바른 자세 유지
상/하체의 균형 및 정렬

2. Utkatasana
웃카타아사나

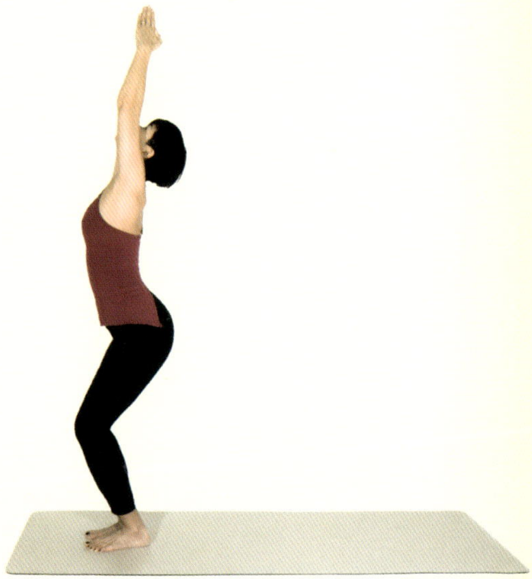

방법
숨을 마시며 무릎을 구부려 양팔을 위로 들어 올려 합장한다.
시선은 손끝에 두고, 발목, 치골, 손끝은 일직선이 되도록 한다.

효과
척추 강화
하체 및 엉덩이 근육 강화
고관절의 유연성

3. Uttanasana
우타나아사나

방법

숨을 내쉬며 상체를 아래로 하여 상/하체가 최대한 밀착되게 한다.
상/하체가 바닥과 수직이 되게 하고 체중은 발가락 쪽으로 한다.

효과

상/하체 혈액순환
요통 완화
소화력 증대

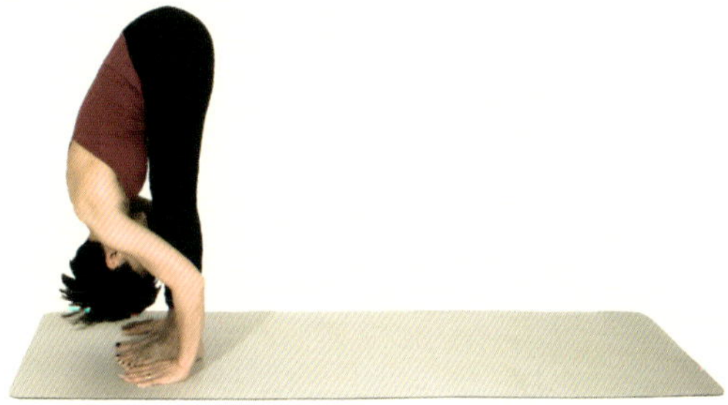

4. Ardha Uttanasana
아르다 우타나아사나

방법

숨을 마시며 고개는 들어 올려 가슴을 펴고 시선은 정면으로 향한다.
손끝은 발끝에 놓고 계속해서 몸통의 앞쪽을 늘여준다.

효과

디스크 예방
다리 뒤쪽과 척추의 유연성 증대
척추 근력 강화

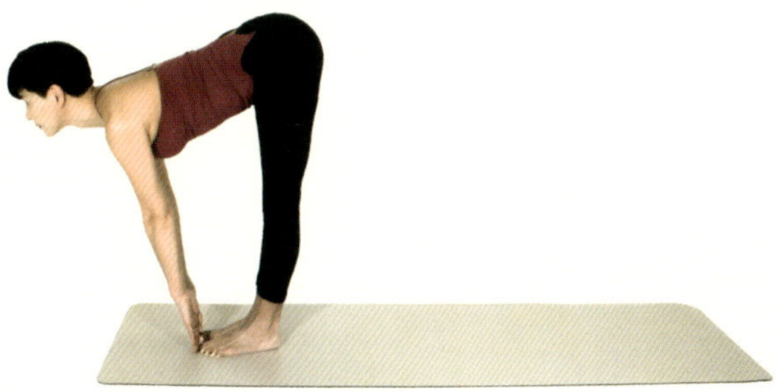

5. Kumbhakasana
쿰바카아사나

방법
숨을 멈춘 상태로 양손을 바닥에 두고 두 발을 뒤로 이동시킨다.
머리부터 발끝까지 일직선으로 유지시키며
시선은 양손 사이 약 30cm 앞을 향한다.

효과
전신 근력 강화
코어근육 강화
팔과 다리 근력 강화

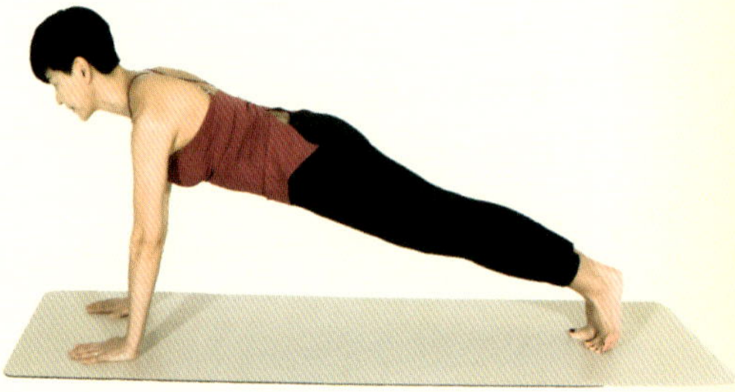

6. Chaturanga Dandasana
차투랑가 단다아사나

방법
숨을 내쉬며 푸시업을 하듯 팔꿈치를 90도로 구부려 몸을 바닥으로 낮춘다.
온몸이 바닥과 수평이 되도록 하고 시선은 바닥을 향한다.

효과
팔과 손목 강화
전신 근력 강화
코어근육 강화

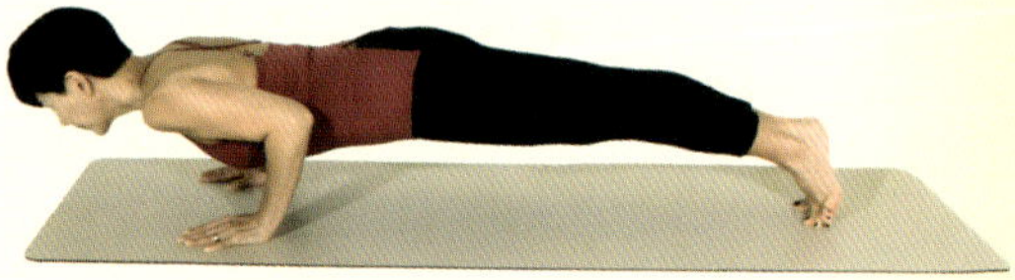

7. Urdhva-Muka-Svanasana

우르드바 무카 스바나아사나

방법

숨을 마시며 엉덩이를 수축시키고 손바닥과 발등으로
바닥을 눌러 가슴을 위로 들어 올려 준다.
시선은 천장을 향하고 어깨를 뒤로 젖혀 솟지 않게 아래로 낮추어 준다.

효과

척추의 유연성 증대
척추 활력 및 활성화
팔과 다리 근력 강화

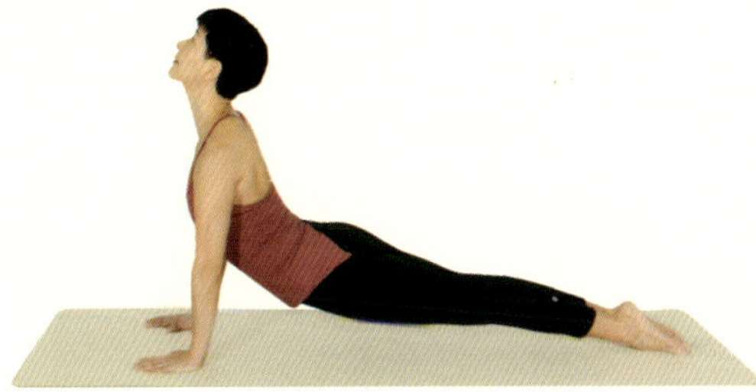

8. Adho-Muka-Svanasana

아도 무카 스바나아사나

방법

숨을 내쉬며 엉덩이를 높이 들어 올리고
양손과 양발을 바닥에 완전히 밀착시킨다.
몸을 곧게 펴고 고개는 떨구어 시선은 양발 사이를 향한다.

효과

혈액순환 강화
다리 뒤쪽(무릎, 종아리, 아킬레스건) 스트레칭
척추의 유연성 증대

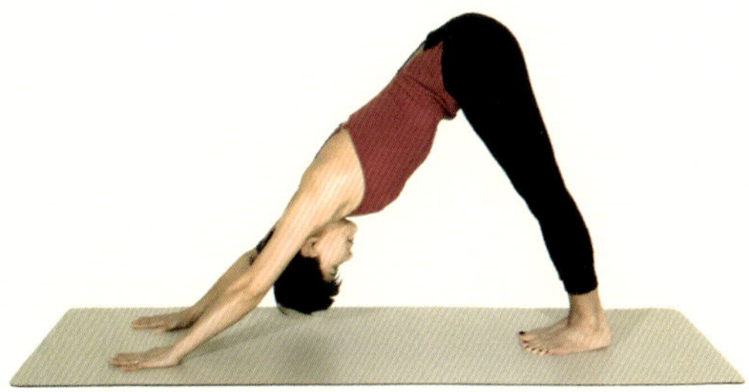

9. Virabhadrasana I
비라바드라아사나 I

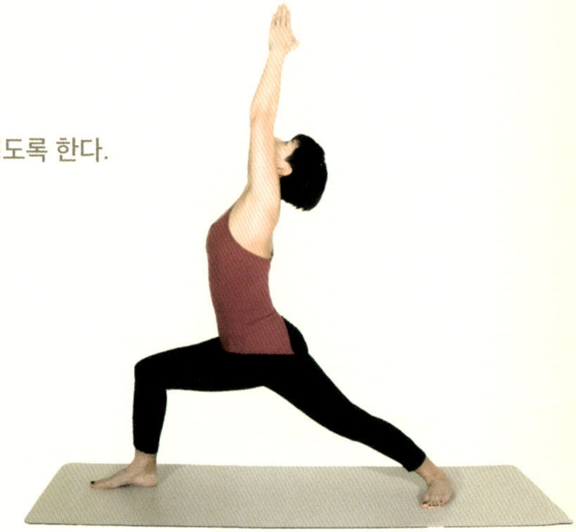

방법
숨을 마시며 오른 다리를 앞으로 하여 무릎 각도가 90도가 되도록 한다.
왼발 끝은 45도 안쪽으로 하고 왼 다리를 편 상태로 만든다.
양팔과 상체, 손끝, 시선 모두 천장 쪽을 향해 들어 올린다.

효과
하체 근력 강화
척추 활력
자세 교정

10. Kumbhakasana
쿰바카아사나

방법
숨을 멈춘 상태로 양손을 바닥에 두고 두 발을 뒤로 이동시킨다.
머리부터 발끝까지 일직선으로 유지시키며
시선은 양손 사이 약 30cm 앞을 향한다.

효과
전신 근력 강화
코어근육 강화
팔과 다리 근력 강화

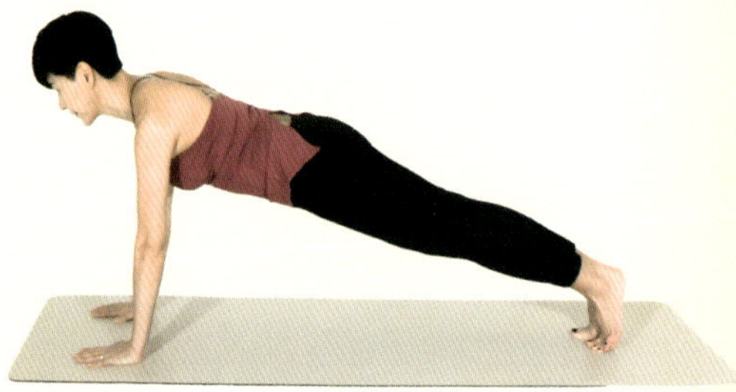

11. Chaturanga Dandasana
차투랑가 단다아사나

방법

숨을 내쉬며 푸시업을 하듯 팔꿈치를 90도로 구부려 몸을 바닥으로 낮춘다.
온몸이 바닥과 수평이 되도록 하고 시선은 바닥을 향한다.

효과

팔과 손목 강화
전신 근력 강화
코어근육 강화

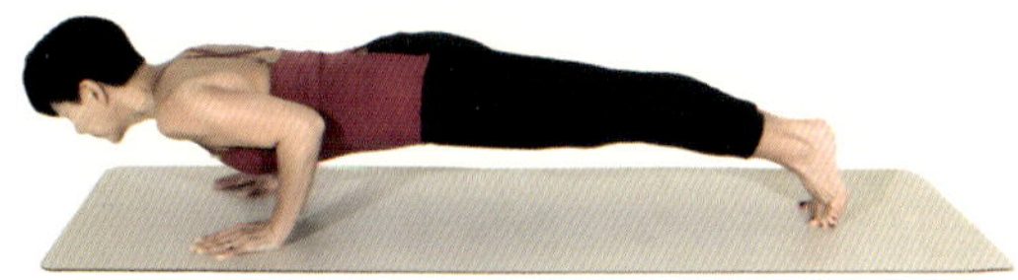

12. Urdhva-Muka-Svanasana
우르드바 무카 스바나아사나

방법

숨을 마시며 엉덩이를 수축시키고 손바닥과 발등으로
바닥을 눌러 가슴을 위로 들어 올려 준다.
시선은 천장을 향하고 어깨를 뒤로 젖혀 솟지 않게 아래로 낮추어 준다.

효과

척추의 유연성 증대
척추 활력 및 활성화
팔과 다리 근력 강화

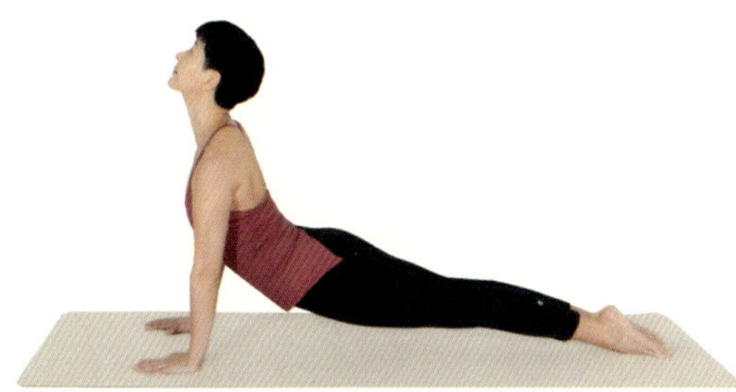

13. Adho-Muka-Svanasana
아도 무카 스바나아사나

방법
숨을 내쉬며 엉덩이를 높이 들어 올리고
양손과 양발을 바닥에 완전히 밀착시킨다.
몸을 곧게 펴고 고개는 떨구어 시선은 양발 사이를 향한다.

효과
혈액순환 강화
다리 뒤쪽(무릎, 종아리, 아킬레스건) 스트레칭
척추의 유연성 증대

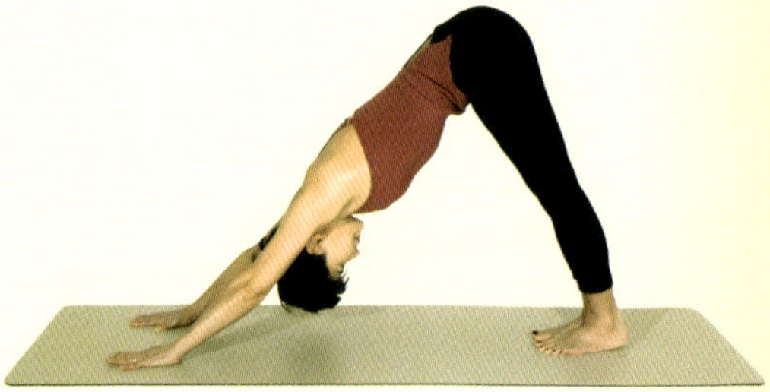

14. Virabhadrasana I
비라바드라아사나 I

방법
숨을 마시며 왼 다리를 앞으로 하여 무릎 각도가 90도가 되도록 한다.
오른발 끝은 45도 안쪽으로 하고 오른 다리를 편 상태로 만든다.
양팔과 상체, 손끝, 시선 모두 천장 쪽을 향해 들어 올린다.

효과
하체 근력 강화
척추 활력
자세 교정

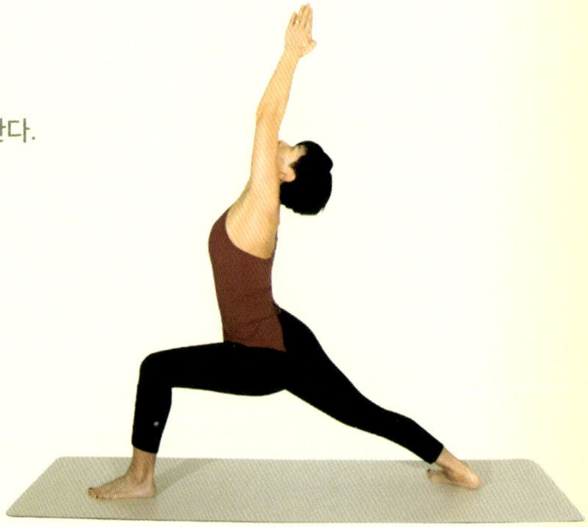

15. Kumbhakasana
쿰바카아사나

방법

숨을 멈춘 상태로 양손을 바닥에 두고 두 발을 뒤로 이동시킨다.
머리부터 발끝까지 일직선으로 유지시키며
시선은 양손 사이 약 30cm 앞을 향한다.

효과

전신 근력 강화
코어근육 강화
팔과 다리 근력 강화

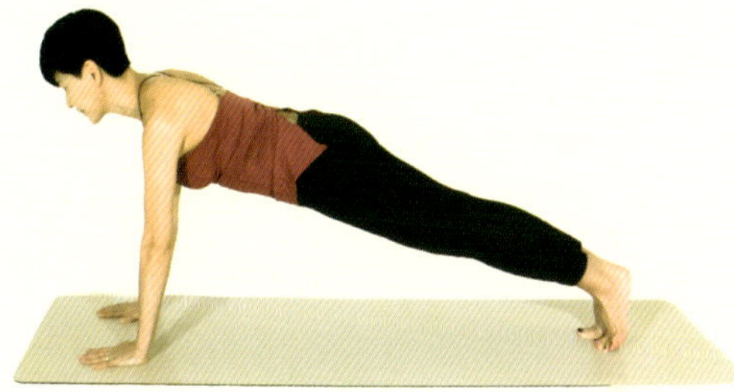

16. Chaturanga Dandasana
차투랑가 단다아사나

방법

숨을 내쉬며 푸시업을 하듯 팔꿈치를 90도로 구부려 몸을 바닥으로 낮춘다.
온몸이 바닥과 수평이 되도록 하고 시선은 바닥을 향한다.

효과

팔과 손목 강화
전신 근력 강화
코어근육 강화

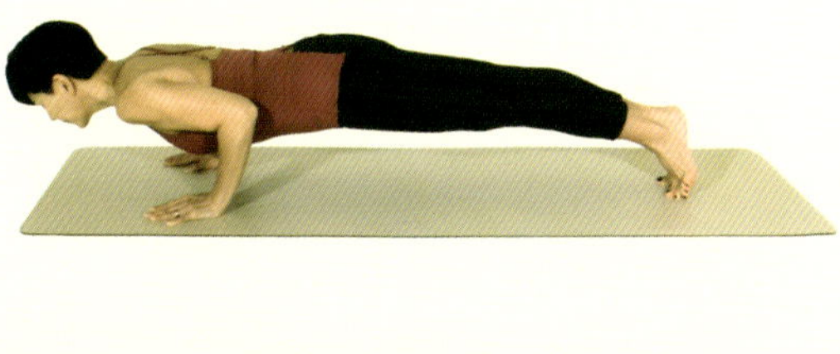

17. Urdhva-Muka-Svanasana
우르드바 무카 스바나아사나

방법

숨을 마시며 엉덩이를 수축시키고 손바닥과 발등으로
바닥을 눌러 가슴을 위로 들어 올려 준다.
시선은 천장을 향하고 어깨를 뒤로 젖혀 솟지 않게 아래로 낮추어 준다.

효과

척추의 유연성 증대
척추 활력 및 활성화
팔과 다리 근력 강화

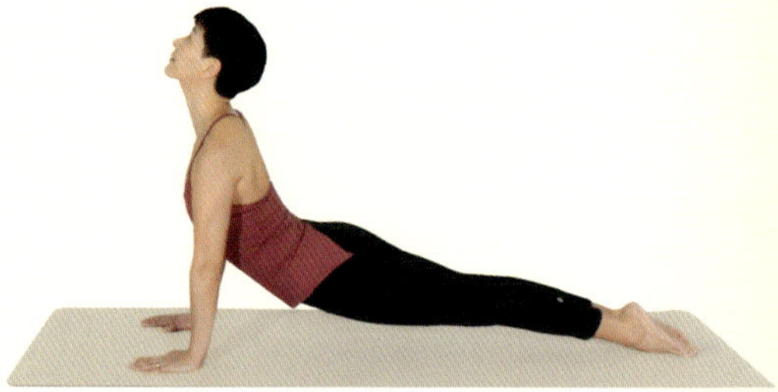

18. Adho-Muka-Svanasana
아도 무카 스바나아사나

방법

숨을 내쉬며 엉덩이를 높이 들어 올리고
양손과 양발을 바닥에 완전히 밀착시킨다.
몸을 곧게 펴고 고개는 떨구어 시선은 양발 사이를 향한다.

효과

혈액순환 강화
다리 뒤쪽(무릎, 종아리, 아킬레스건) 스트레칭
척추의 유연성 증대

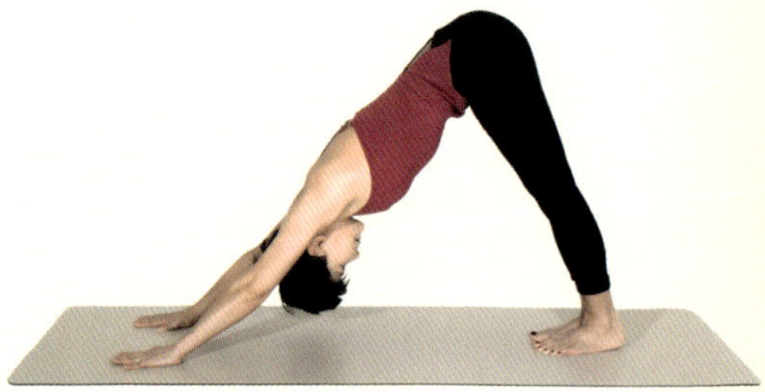

19. Ardha Uttanasana
아르다 우타나아사나

방법

숨을 마시며 양발을 양손 중앙에 두고 고개는 들어 올려 시선은 정면을 향한다.
손끝은 발끝에 놓고 계속해서 몸통의 앞쪽을 늘여준다.

효과

디스크 예방
다리 뒤쪽과 척추의 유연성 증대
척추 근력 강화

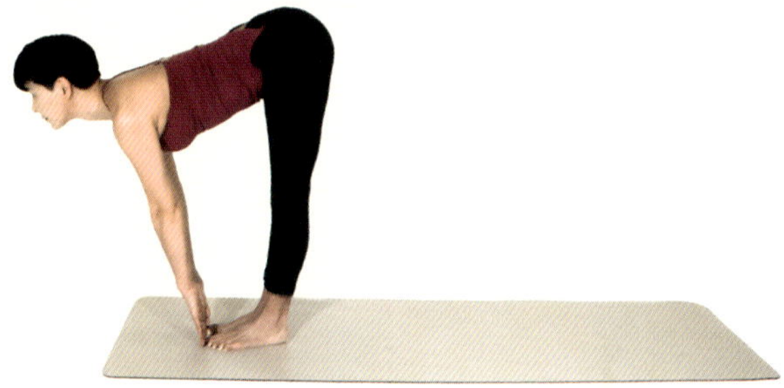

20. Uttanasana
우타나아사나

방법

숨을 내쉬며 상체를 아래로 하여 상/하체가 최대한 밀착되게 한다.
상/하체가 바닥과 수직이 되게 하고 체중은 발가락 쪽으로 한다.

효과

상/하체 혈액순환
요통 완화
소화력 증대

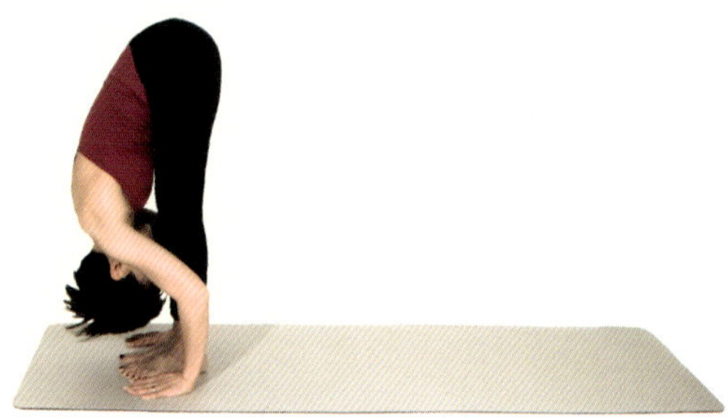

21. Utkatasana
웃카타아사나

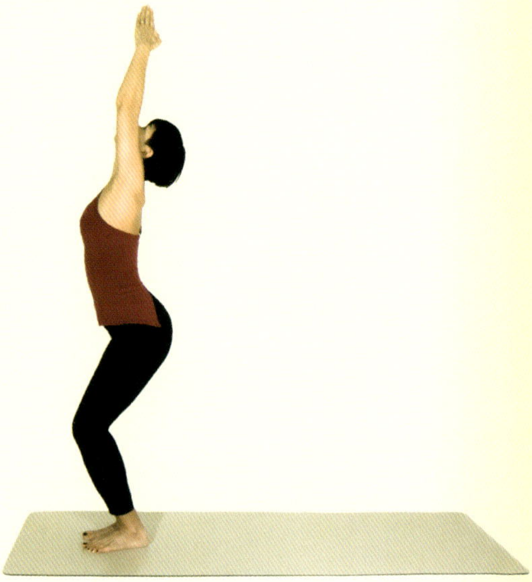

방법
숨을 마시며 무릎을 구부려 양팔을 위로 들어 올려 합장한다.
시선은 손끝에 두고, 발목, 치골, 손끝은 일직선이 되도록 한다.

효과
척추 강화
하체 및 엉덩이 근육 강화
고관절의 유연성

22. Tadasana
타다아사나

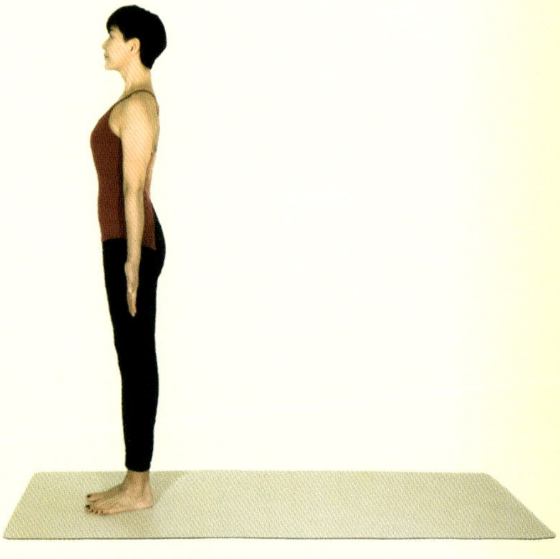

방법
숨을 내쉬며 양발을 모으고 바르게 선다.
시선은 정면을 향하고 복부와 엉덩이를 수축시킨다.

효과
신체 정렬
바른 자세 유지
상/하체의 균형 및 정렬

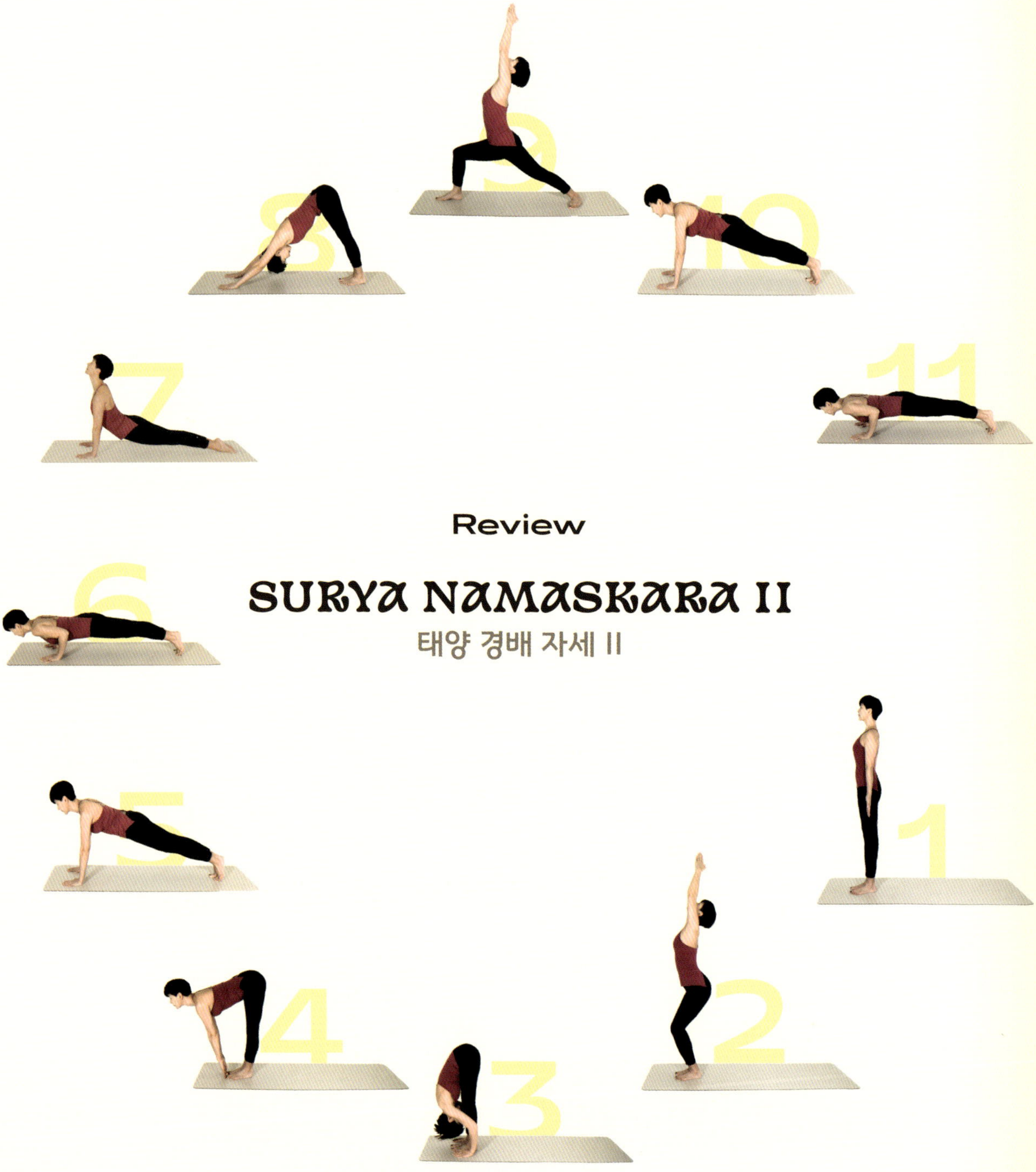

Review

SURYA NAMASKARA II

태양 경배 자세 II

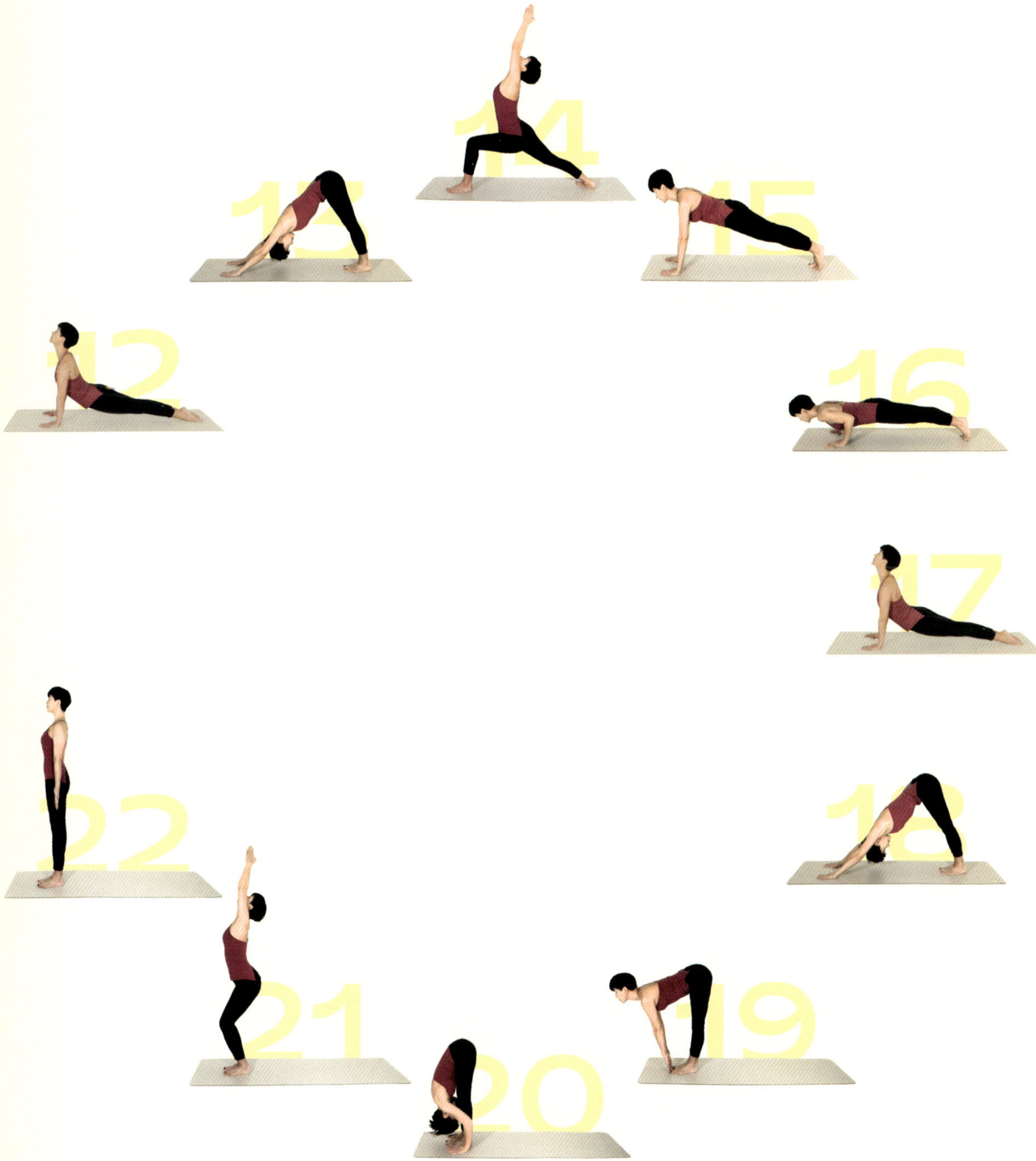
12
13
14
15
16
17
18
19
20
21
22

* Power Yoga **파워 요가**

Power Yoga는 1990년대 미국에서 개발된 운동으로써, 에너지 넘치는 반야사 스타일의 요가 중 하나이다. 동작과 호흡을 순서대로 수행하다 보면 Power Yoga 자세들을 자연스럽게 습득할 수 있을 것이며 연속적으로 큰 움직임을 계속하기 때문에 근력과 유연성, 집중력을 증진할 수 있다.

Chapter 3

POWER YOGA POSES

파워 요가 자세

Power Yoga Poses는 1, 2장에서 나온 Surya Namaskara Basic 및 Surya Namaskara I, II를 통해 워밍업을 한 후 오른쪽과 왼쪽 동작 모두를 수행하도록 한다.

1. Prasarita Padottanasana I
프라사리타 파도타나아사나 I

방법

숨을 마시며 양발을 어깨 너비의 3배 정도로 벌려 양다리로 균형을 잡는다.
양손은 허리 위에 두고 엉덩이에 힘을 주며
가슴을 들어 올려 시선은 천장을 향한다.

효과

경추 디스크 예방
척추의 유연성 발달

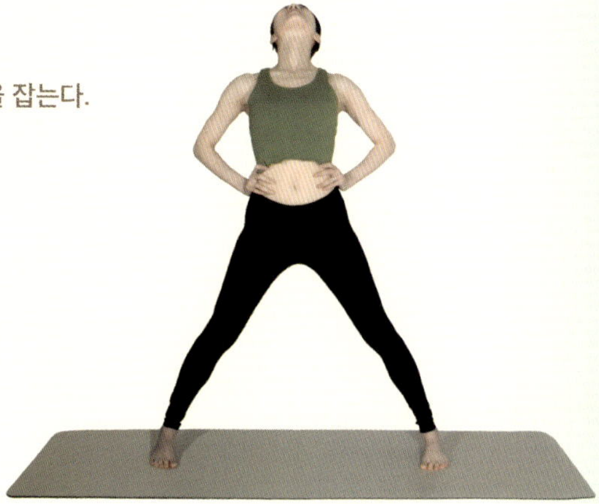

2. Prasarita Padottanasana II
프라사리타 파도타나아사나 II

방법

숨을 내쉬며 허리를 곧게 펴 상체를 바닥으로 낮춰준다.
양손으로 양 팔꿈치를 잡고
상체를 아래로 늘여주며 두 무릎은 반듯하게 편다.

효과

골반의 균형
오금근과 햄스트링 유연성 발달
척추 견인

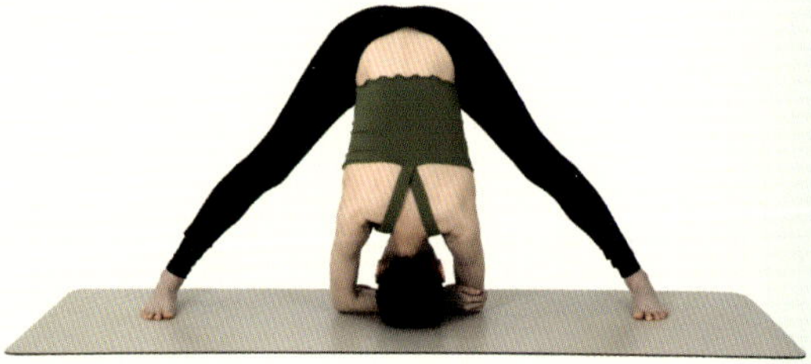

3. Prasarita Padottanasana III
프라사리타 파도타나아사나 III

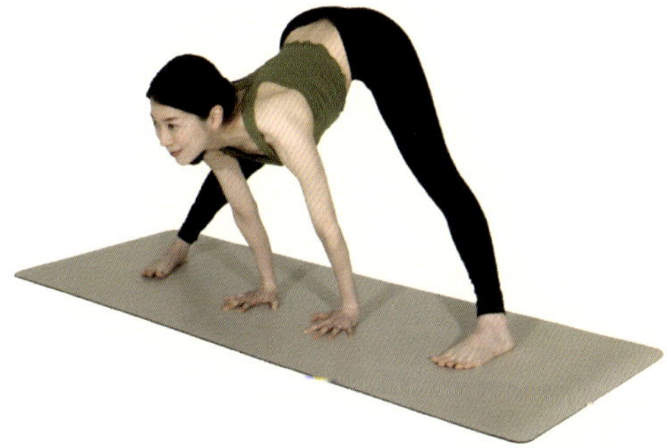

방법

숨을 마시며 양손으로 바닥을 짚어 허리를 편다.
시선은 정면을 향하며, 팔과 다리, 허리를 반듯하게 편다.

효과

다리 결림 해소
골반의 균형
허리 근력 강화

4. Chaturanga Dandasana
차투랑가 단다아사나

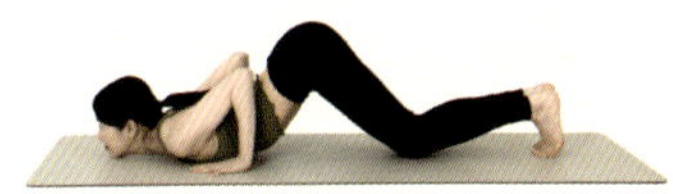

* 초보자일 경우 이 동작으로 대체한다.

방법

숨을 내쉬며 푸시업을 하듯 팔꿈치를 90도로 구부려 몸을 바닥으로 낮춘다.
온몸이 바닥과 수평이 되도록 하고 시선은 바닥을 향한다.

효과

팔과 손목 강화
전신 근력 강화
코어근육 강화

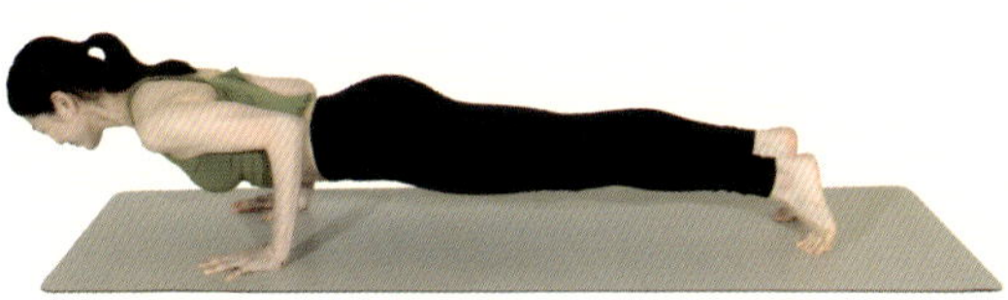

5. Urdhva-Muka-Svanasana
우르드바 무카 스바나아사나

방법
숨을 마시며 엉덩이를 수축시키고 손바닥과 발등으로
바닥을 눌러 가슴을 위로 들어 올려 준다.
시선은 천장을 향하고 어깨를 뒤로 젖혀 솟지 않게 아래로 낮추어 준다.

효과
척추의 유연성 증대
척추 활력 및 활성화
팔과 다리 근력 강화

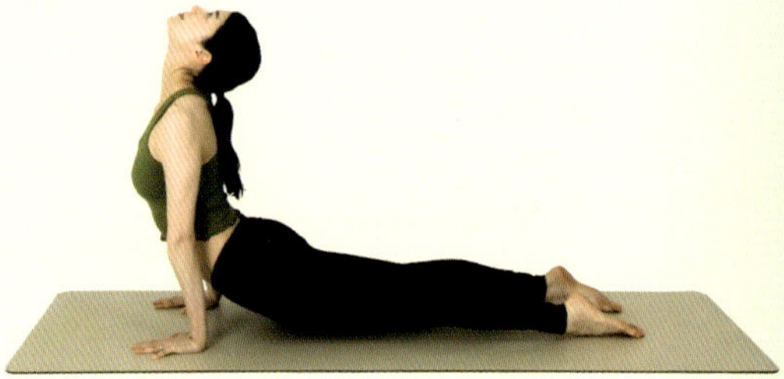

6. Adho-Muka-Svanasana
아도 무카 스바나아사나

방법
숨을 내쉬며 엉덩이를 높이 들어 올리고
양손과 양발을 바닥에 완전히 밀착시킨다.
몸을 곧게 펴고 고개는 떨구어 시선은 양발 사이를 향한다.

효과
혈액순환 강화
다리 뒤쪽(무릎, 종아리, 아킬레스건) 스트레칭
척추의 유연성 증대

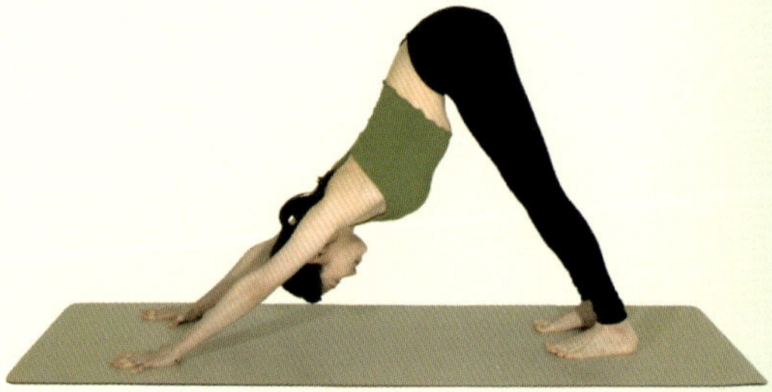

7. Vrkshasana
브륵샤아사나

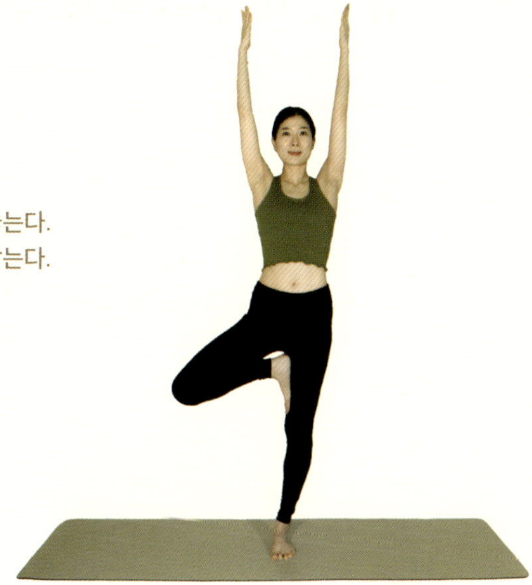

방법

숨을 마시며 바르게 선 상태에서 오른발을 왼쪽 대퇴부 안쪽에 놓는다.
양팔을 머리 위로 들어 올리고 시선은 정면을 바라보고 중심을 잡는다.

효과

균형감각 향상
집중력 향상
하체 근력 강화

8. Utthita Hasta Padangushtasana I
웃티타 하스타 파당구쉬타아사나 I

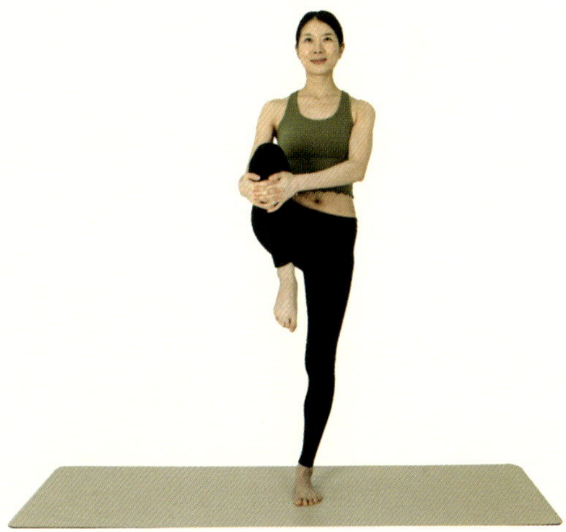

방법

숨을 내쉬며 오른 무릎을 구부려 잡아당긴다.
엉덩이에 힘을 주고 왼 다리는 펴고 한 다리로 균형을 잡고 선다.
허리는 곧게 펴고 어깨에는 힘을 빼고 시선은 정면을 바라본다.

효과

하체 근력 강화
균형 감각 향상
집중력 강화

9. Utthita Hasta Padangushtasana II
웃티타 하스타 파당구쉬타아사나 II

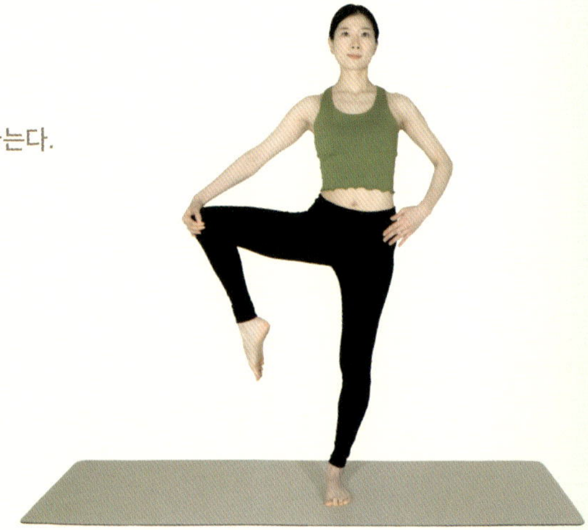

방법
숨을 마시며 구부린 오른 무릎을 오른쪽으로 하여 골반을 열어 놓는다.
상체와 골반은 정면을 향하도록 하고 몸에 중심을 잡는다.
온몸을 천장 쪽으로 늘이며 시선은 정면을 향한다.

효과
골반 확장
다리 근육 강화
평형감각 및 집중력 향상

10. Utthita Hasta Padangushtasana III
웃티타 하스타 파당구쉬타아사나 III

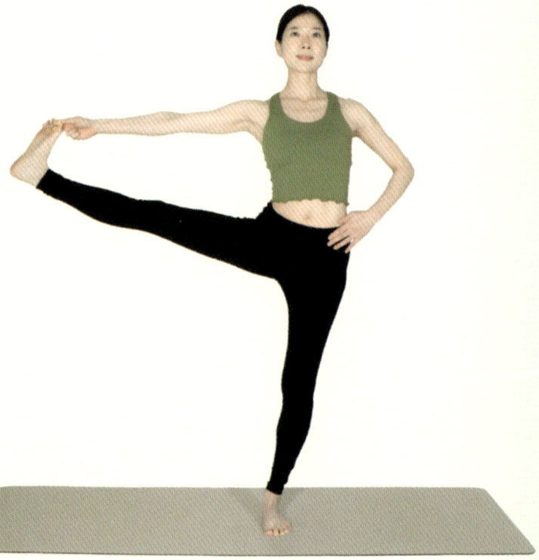

방법
숨을 내쉬며 오른손으로 오른 엄지발가락을 잡고
오른쪽으로 오른 다리를 반듯하게 편다.
서 있는 왼 다리는 반듯하게 펴고
골반과 상체를 정면으로 하며 시선은 전방을 향한다.

효과
다리 뒤쪽 스트레칭
외전근 강화
평형감각 및 집중력 향상

11. Utthita Padangushtasana
웃티타 파당구쉬타아사나

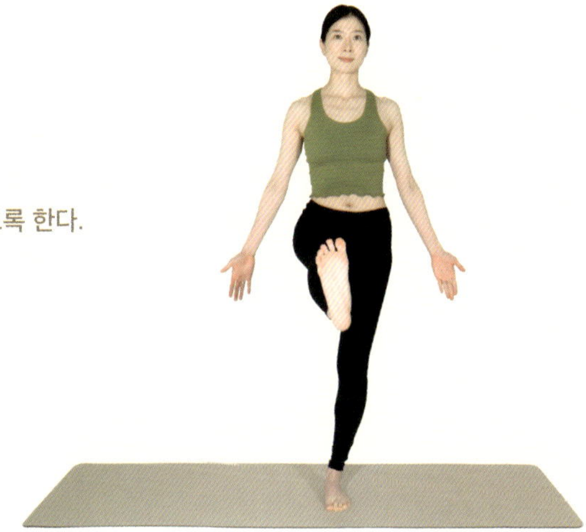

방법

숨을 마시며 오른 다리를 앞으로 쭉 펴고
서 있는 다리로 균형을 잡으며 바로 선다.
골반과 상체가 정면을 향하도록 하고 오른쪽 골반이 들리지 않도록 한다.

효과

다리(발목, 무릎 등) 근력 강화
대퇴사두근 강화
평형감각 및 집중력 향상

12. Eka Pada Kapotasana I
에카 파다 카포타아사나 I

방법

숨을 내쉬며 오른 무릎을 앞으로 구부리고
왼 다리를 뒤로 하여 상체를 앞으로 엎드린다.
양팔은 앞으로 하고, 왼쪽 골반이 들리지 않도록 바닥으로 낮춰준다.

효과

골반 및 대퇴부 스트레칭
고관절 유연성
척추 이완

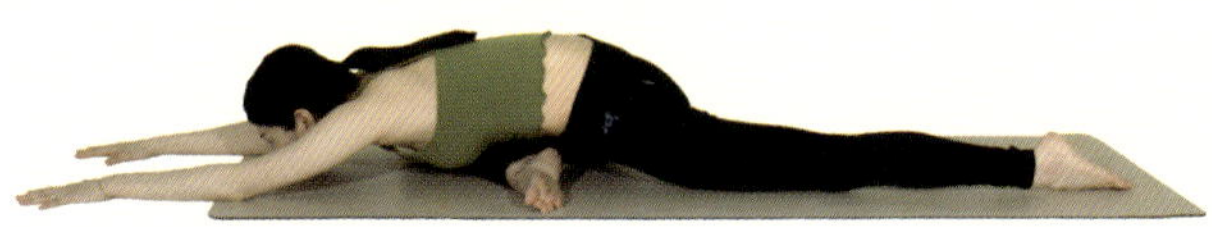

13. Eka Pada Kapotasana II
에카 파다 카포타아사나 II

방법
숨을 마시며 상체를 세워 왼 무릎을 구부리고 왼팔로 왼발등을 걸어 준다.
시선과 함께 오른팔을 천장으로 들어 올리며 가슴을 하늘로 열어 놓고
오른팔을 접어 양손을 머리 뒤로 깍지를 낀다.

효과
등과 어깨 말림 예방
골반 및 대퇴부 스트레칭
척추 활력

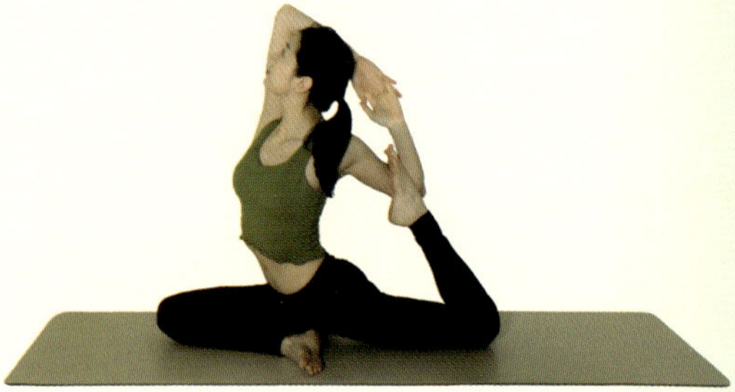

14. Chaturanga Dandasana
차투랑가 단다아사나

방법
숨을 내쉬며 푸시업을 하듯 팔꿈치를 90도로 구부려 몸을 바닥으로 낮춘다.
온몸이 바닥과 수평이 되도록 하고 시선은 바닥을 향한다.

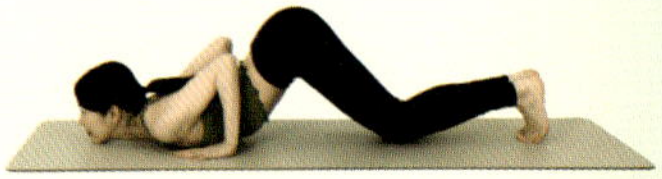

* 초보자일 경우 이 동작으로 대체한다.

효과
팔과 손목 강화
전신 근력 강화
코어근육 강화

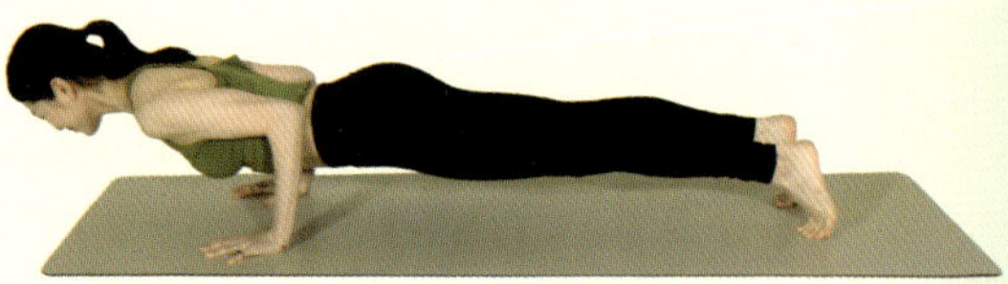

15. Urdhva-Muka-Svanasana
우르드바 무카 스바나아사나

방법
숨을 마시며 엉덩이를 수축시키고 손바닥과 발등으로
바닥을 눌러 가슴을 위로 들어 올려 준다.
시선은 천장을 향하고 어깨를 뒤로 젖혀 솟지 않게 아래로 낮춰준다.

효과
척추의 유연성 증대
척추 활력 및 활성화
팔과 다리 근력 강화

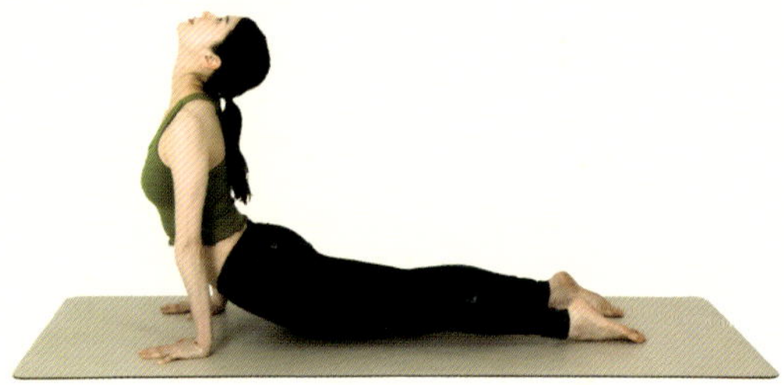

16. Adho-Muka-Svanasana
아도 무카 스바나아사나

방법
숨을 내쉬며 엉덩이를 높이 들어 올리고
양손과 양발을 바닥에 완전히 밀착시킨다.
몸을 곧게 펴고 고개는 떨구어 시선은 양발 사이를 향한다.

효과
혈액순환 강화
다리 뒤쪽(무릎, 종아리, 아킬레스건) 스트레칭
척추의 유연성 증대

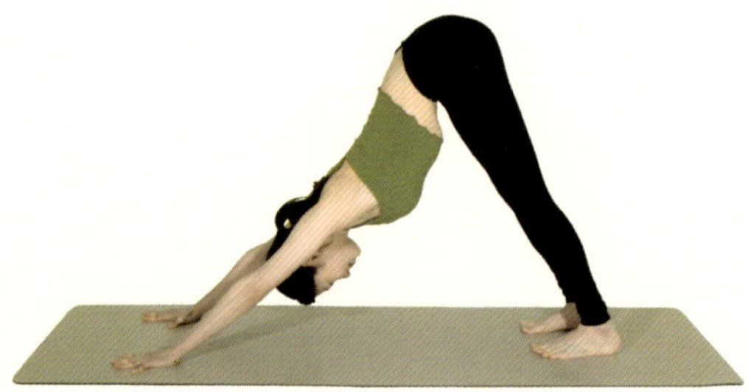

17. Virabhadrasana I
비라바드라아사나 I

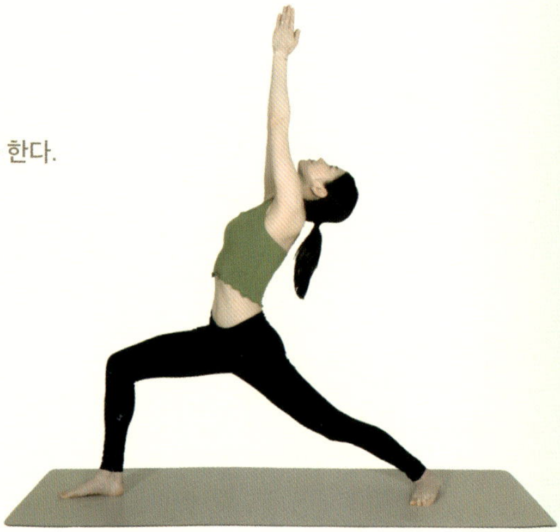

방법
숨을 마시며 오른 다리를 앞으로 하여 무릎 각도가 90도가 되도록 한다.
왼발 끝은 45도 안쪽으로 하고 왼 다리를 편 상태로 만든다.
양팔과 상체, 손끝, 시선 모두 천장 쪽을 향해 들어 올린다.

효과
하체 근력 강화
척추 활력
자세 교정

18. Virabhadrasana II
비라바드라아사나 II

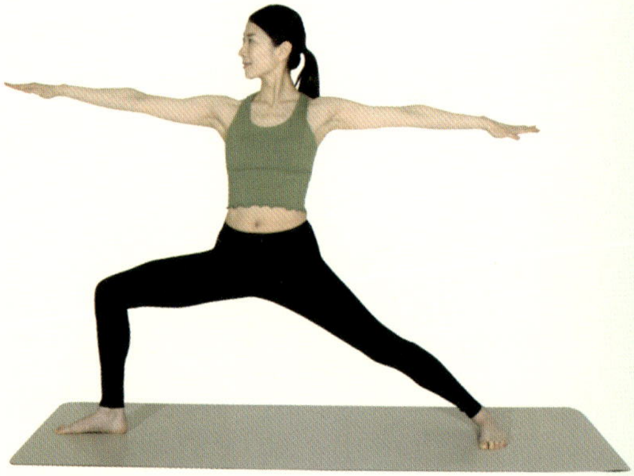

방법
숨을 내쉬며 양팔이 바닥과 수평이 되도록 펼친다.
오른 무릎은 90도 각도로 굽히고
왼 무릎은 반듯하게 펴며 허리를 곧게 세운다.
시선은 오른손 끝을 향한다.

효과
하체 근력 강화
고관절 및 복근 강화
척추 근력 강화

19. Utthita Parsvakonasana
웃티타 파르스바코나아사나

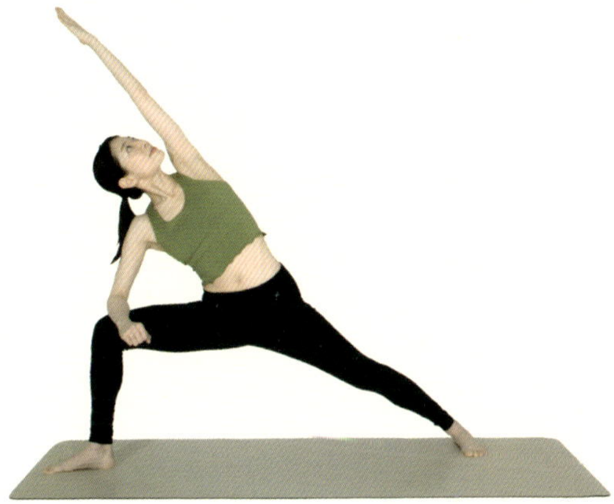

방법

숨을 마시며 오른 무릎을 90도로 구부린 상태에서
오른 팔꿈치를 오른 무릎 위에 두고
왼팔을 들어 올려 몸의 측면을 늘인다.
엉덩이에 힘을 주고 골반을 앞으로 한다.

효과

대퇴부 근육 강화
골반 근육 강화
외복사근 강화 및 옆구리 군살 제거

20. Utthita Trikonasana
웃티타 트리코나아사나

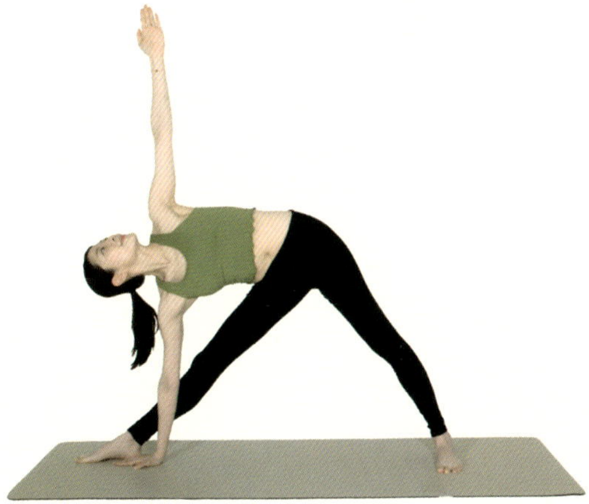

방법

숨을 내쉬며 오른 무릎을 펴고 오른손을 오른발 옆에 둔다.
양팔을 위아래로 늘이며 가슴을 왼쪽으로 열고
시선은 천장을 향하도록 한다.

효과

햄스트링 유연성 증대
고관절 및 척추 유연성 증대
자세 교정

21. Parsvottanasana I

파르스보타나아사나 I

방법

숨을 마시며 양손으로 오른 발목을 잡고 턱을 들어 등과 가슴을 편다.
골반이 바닥과 수평이 되도록 하고 시선은 정면을 향한다.

효과

디스크 예방
척추 근력 강화
하체 스트레칭 증대

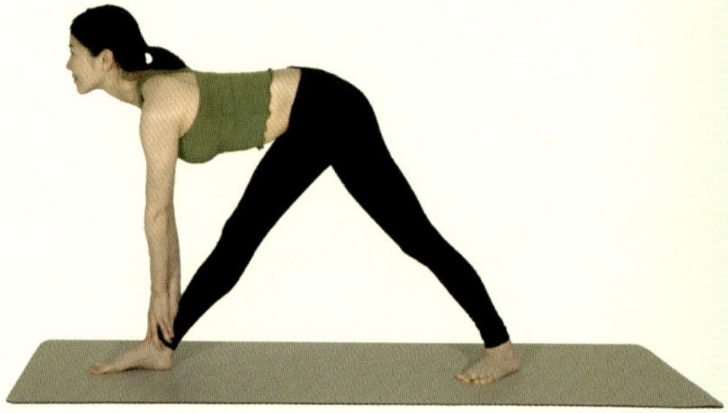

22. Parsvottanasana II

파르스보타나아사나 II

방법

숨을 멈춘 상태로 차렷하듯 양팔을 몸통 옆에 붙여 손바닥끼리 마주 보게 한다.
양손 끝을 뒤로 늘이며 시선은 전방을 향한다.

효과

어깨 말림 예방
삼두박근 및 등 근육 강화
하체 스트레칭 증대

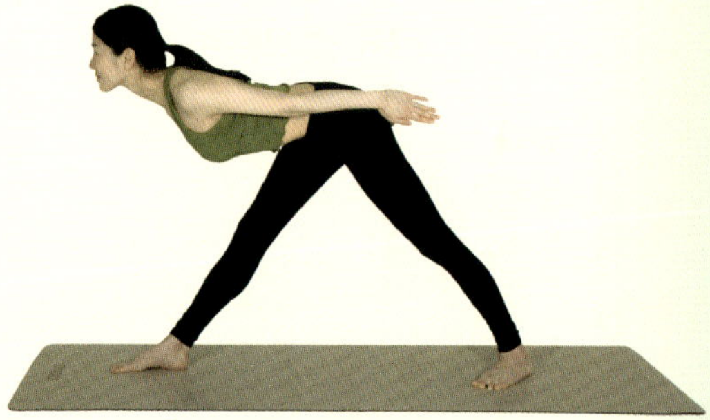

23. Eka Pada Kapotasana I

에카 파다 카포타아사나 I

방법

숨을 내쉬며 오른 무릎을 앞으로 구부리고
왼 다리를 뒤로 하여 상체를 앞으로 엎드린다.
양팔은 앞으로 하고, 왼쪽 골반이 들리지 않도록 바닥으로 낮춰준다.

효과

골반 및 대퇴부 스트레칭
고관절 유연성
척추 이완

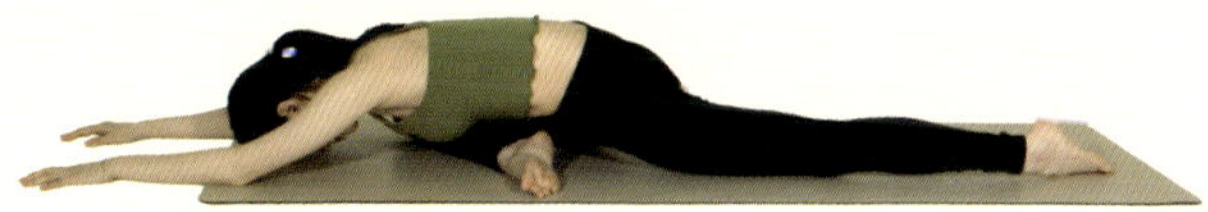

24. Eka Pada Rajakapotasana

에카 파다 라자카포타아사나

방법

숨을 마시며 고개와 가슴, 양팔을 천장으로 들어 올리고 왼 무릎을 구부린다.
팔꿈치를 구부려 양손으로 왼발 끝을 잡고 발끝을 당기며
정수리가 발끝에 가까워지도록 한다.

효과

골반 및 척추의 활력
경추 디스크 예방
허리 유연성 증대

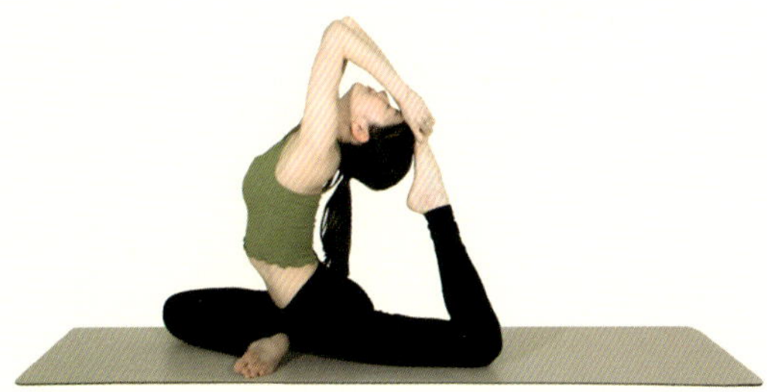

25. Chaturanga Dandasana
차투랑가 단다아사나

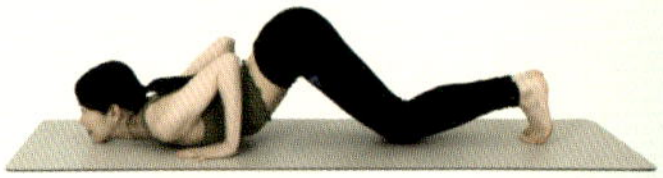

* 초보자일 경우 이 동작으로 대체한다.

방법
숨을 내쉬며 푸시업을 하듯 팔꿈치를 90도로 구부려 몸을 바닥으로 낮춘다.
온몸이 바닥과 수평이 되도록 하고 시선은 바닥을 향한다.

효과
팔과 손목 강화
전신 근력 강화
코어근육 강화

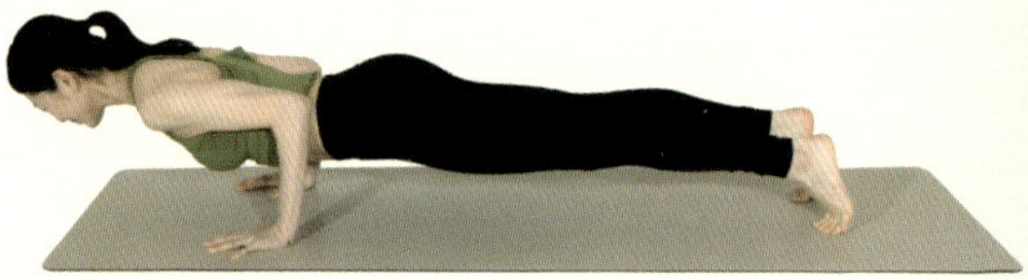

26. Urdhva-Muka-Svanasana
우르드바 무카 스바나아사나

방법
숨을 마시며 엉덩이를 수축시키고 손바닥과 발등으로 바닥을 눌러 가슴을 위로 들어 올려 준다.
시선은 천장을 향하고 어깨를 뒤로 젖혀 솟지 않게 아래로 낮춰준다.

효과
척추의 유연성 증대
척추 활력 및 활성화
팔과 다리 근력 강화

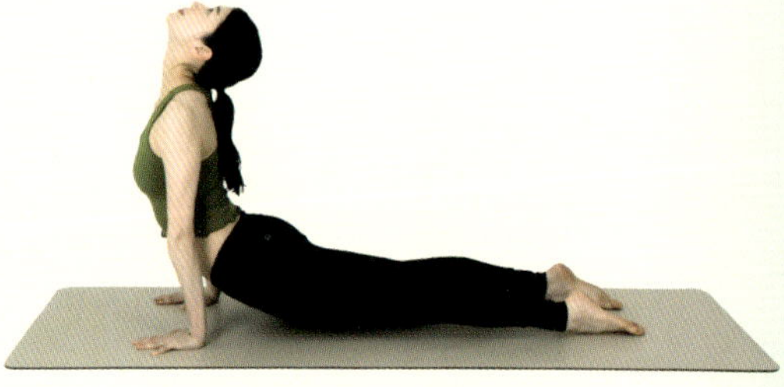

27. Adho-Muka-Svanasana
아도 무카 스바나아사나

방법

숨을 내쉬며 엉덩이를 높이 들어 올리고
양손과 양발을 바닥에 완전히 밀착시킨다.
몸을 곧게 펴고 고개는 떨구어 시선은 양발 사이를 향한다.

효과

혈액순환 강화
다리 뒤쪽(무릎, 종아리, 아킬레스건) 스트레칭
척추의 유연성 증대

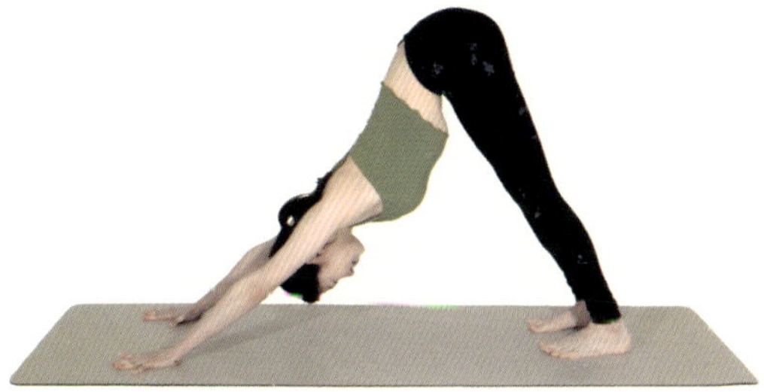

28. Baddha Konasana
받다 코나아사나

방법

숨을 마시며 양 무릎을 구부려 발바닥끼리 붙여 앉는다.
양손은 깍지를 끼고 발끝을 당겨 회음부 쪽으로 가까이한다.
허리를 곧게 세우고 시선은 전방을 향한다.

효과

골반 부위 혈액순환
비뇨기 및 생식기 질환 예방

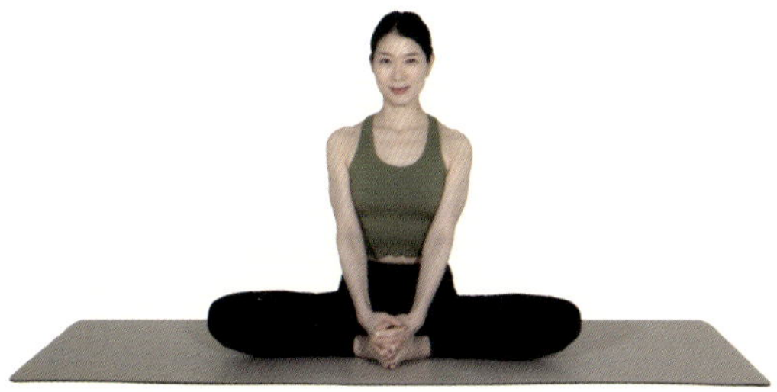

29. Paschimottanasana
파스치모타나아사나

방법
숨을 내쉬며 두 다리를 앞으로 뻗고 앉아 상체를 바닥 쪽으로 낮춘다.
양손을 발끝 너머로 보내 상/하체의 간격이 없도록 낮추고 몸을 최대한 펴고 늘인다.

효과
몸 뒤쪽(다리, 요추 등) 결림 완화
고관절 활성화
소화력 증진

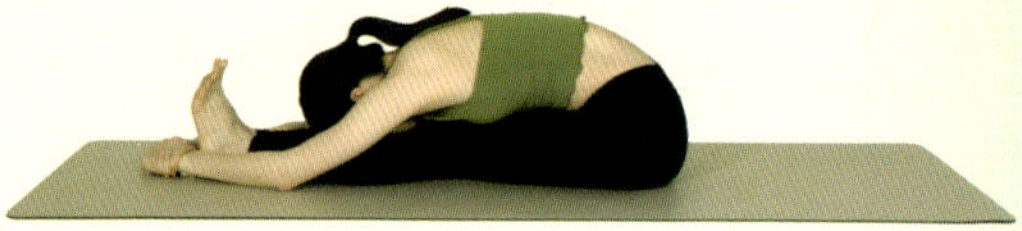

30. Marichyasana
마리챠아사나

방법
숨을 마시며 오른 다리를 펴 놓은 상태에서 왼 무릎을 구부려 세우고
오른팔은 왼 무릎 너머로 넘겨 허리가 바닥과 수직이 되도록 한다.
숨을 내쉬며 팔꿈치로 무릎을 누르며 몸통을 왼쪽으로 회전시킨다.

효과
척추 유연성 증대
척추 활력
소화력 증진

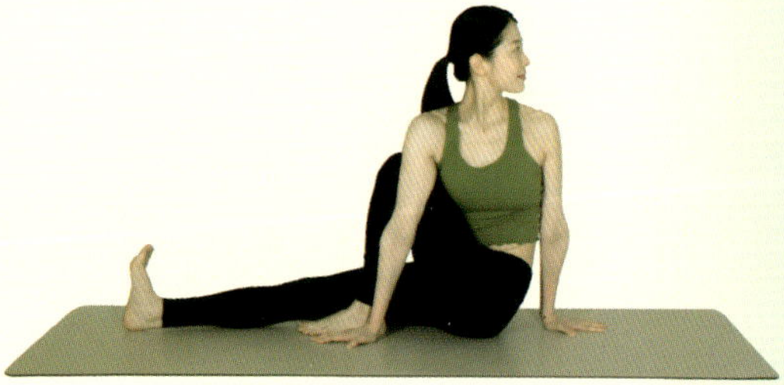

31. Savasana
사바아사나

방법
등을 바닥에 대고 누운 상태에서 다리를 골반 너비로 벌리고, 양 손바닥이 천장을 향하도록 한다.
미리는 중앙에 두고 눈을 감고 호흡을 편안하게 하며 전신에 힘을 뺀다.

효과
심신 피로 완화
신체 이완
에너지 충전

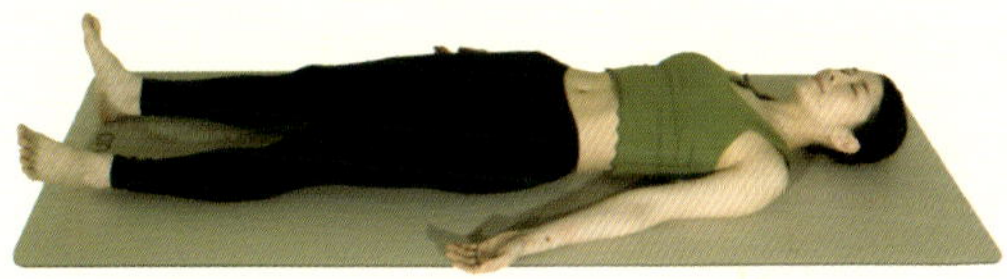

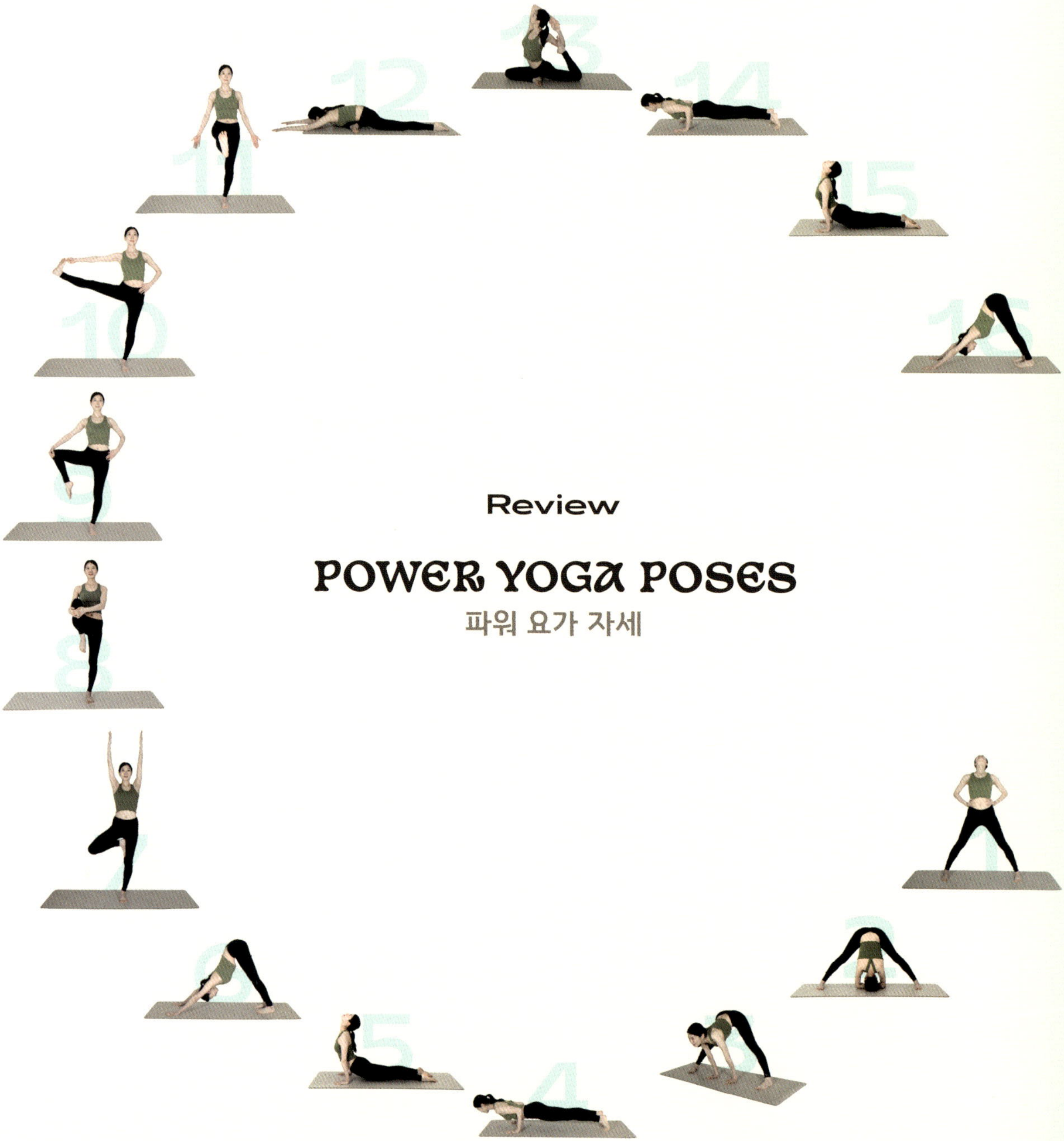

Review

POWER YOGA POSES

파워 요가 자세

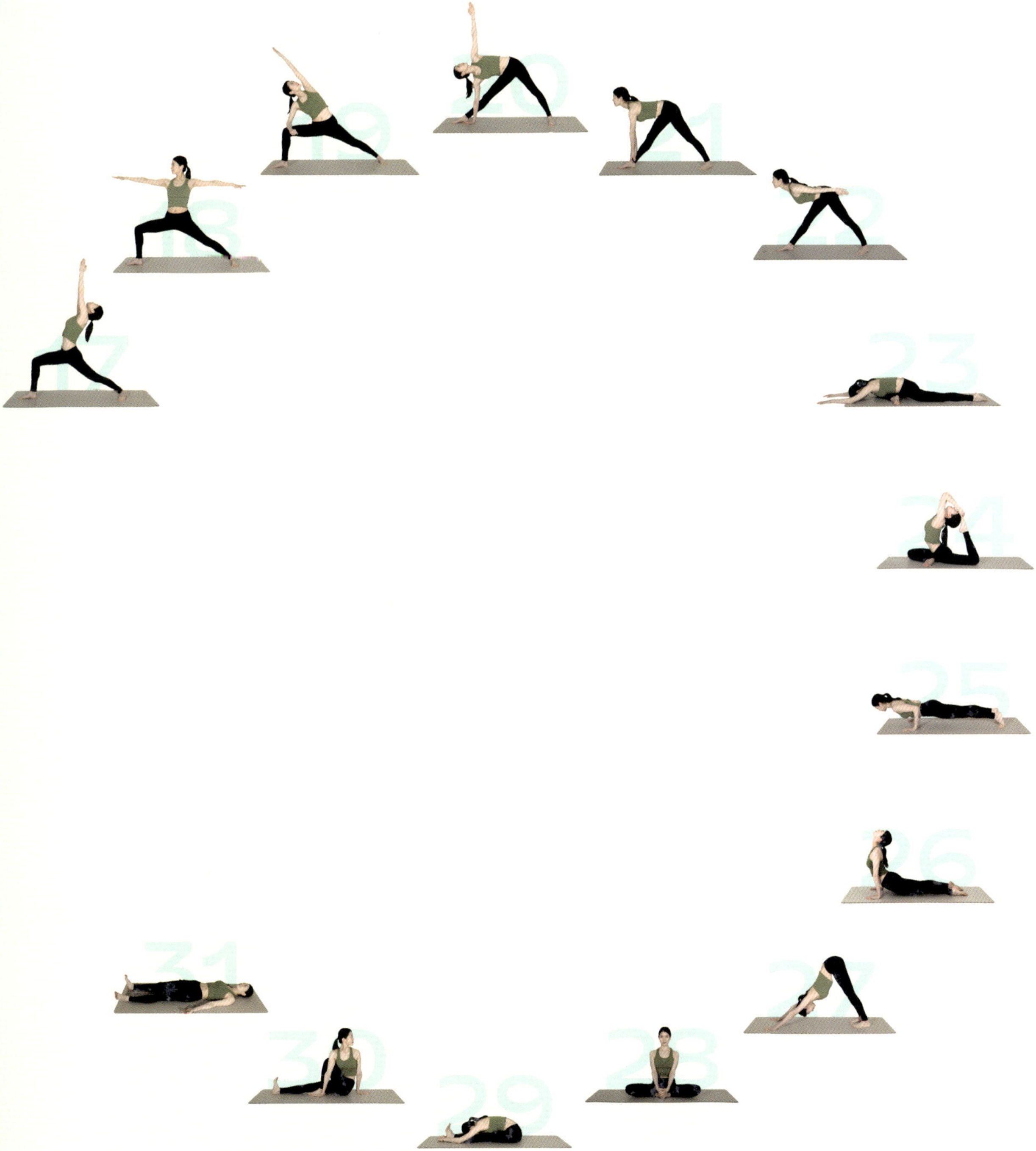
17
18
19
20
21
22
23
24
25
26
27
28
29
30
31

* Practical Poses는 다양한 아사나들을 통하여 단련된 심신을 더욱 증진시키는 응용 자세 1, 응용 자세 2, 응용 자세 3으로 구성되어 있다.
Practical Poses를 꾸준히 수행하다 보면 호흡과 자세를 자연스럽게 수행할 수 있을 것이며,
자세 교정 및 체중 감소, 유연성 증대 및 근력 강화 등의 효과를 얻을 수 있을 것이다.
동작 중 편 자세가 있는 경우, 오른쪽부터 진행하고, 반드시 양쪽 동작을 모두 수행하도록 한다.

Chapter 4.1

PRACTICAL POSES 1
STANDING AND BALANCING POSE

응용 자세 1 - 선 자세와 균형 자세

Practical Poses(응용 자세 1, 2, 3)는 1, 2장에서 나온 Surya Namaskara Basic과 Surya Namaskara I, II를 통해 워밍업을 한 후 오른쪽과 왼쪽 동작 모두를 수행하도록 한다.

1. Ardha Chandrasana
아르다 찬드라아사나

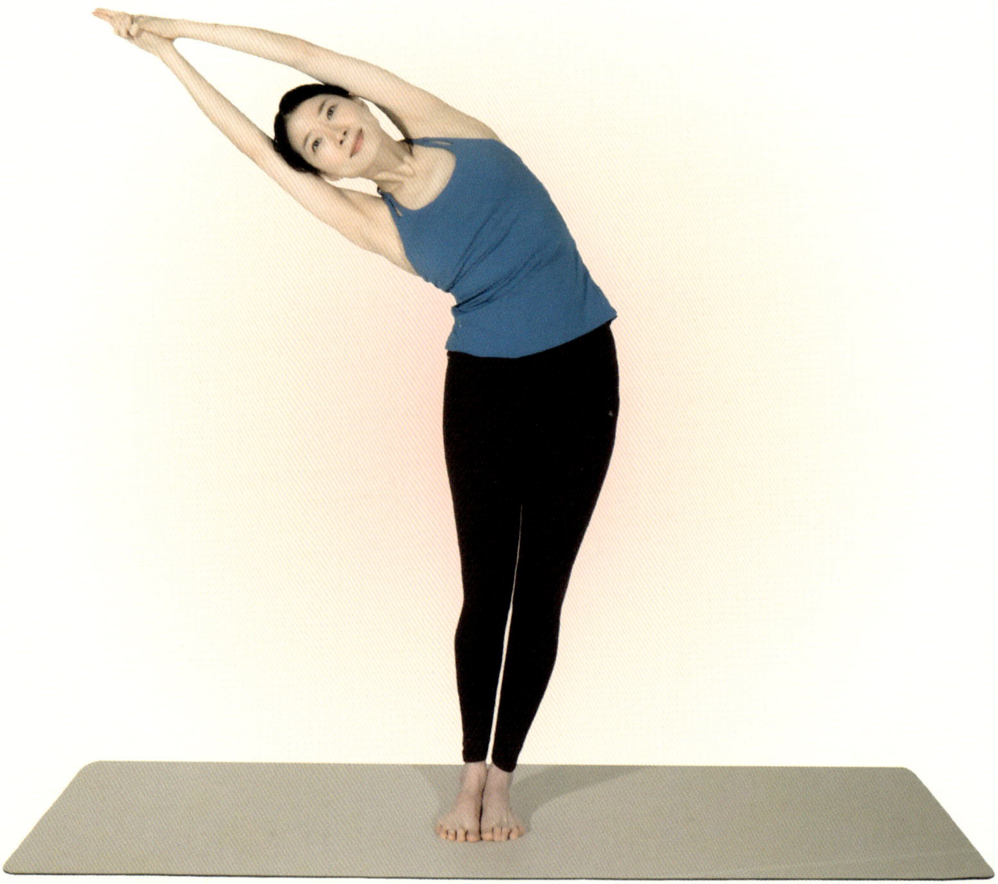

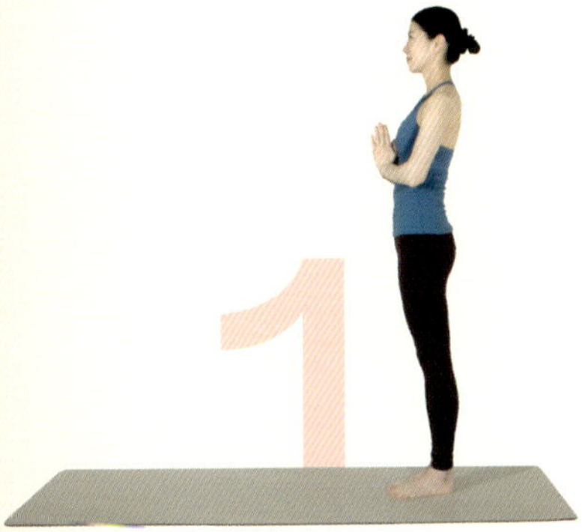

1

양손은 합장하고 양발을 바르게 모으고 선다.
시선은 정면을 향하고 엉덩이를 수축시킨다.

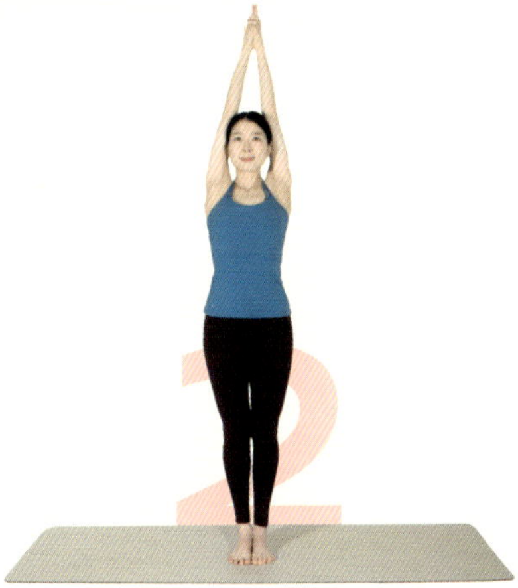

2

숨을 마시며 양팔을 천장으로 들어 올린다.
온몸은 천장 쪽으로 길게 늘이도록 한다.

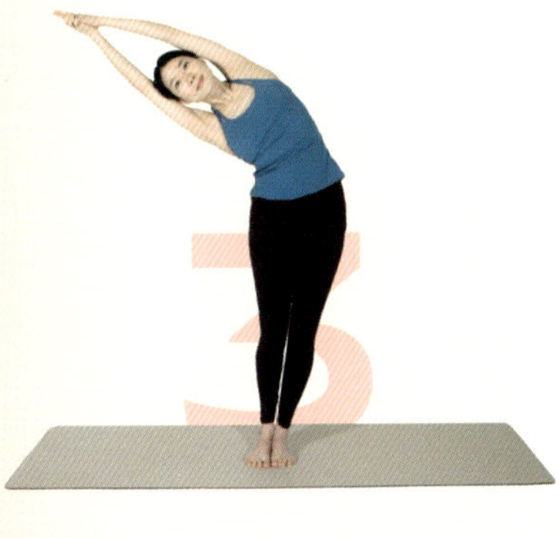

3

숨을 내쉬며 양다리를 곧게 펴고
골반은 왼쪽으로 밀며 상체는 오른쪽으로 기울인다.
몸 전면이 정확히 앞을 향하도록 한다.

반대쪽도 동일한 방법으로 실시한다.

2. Utkatasana
웃카타아사나

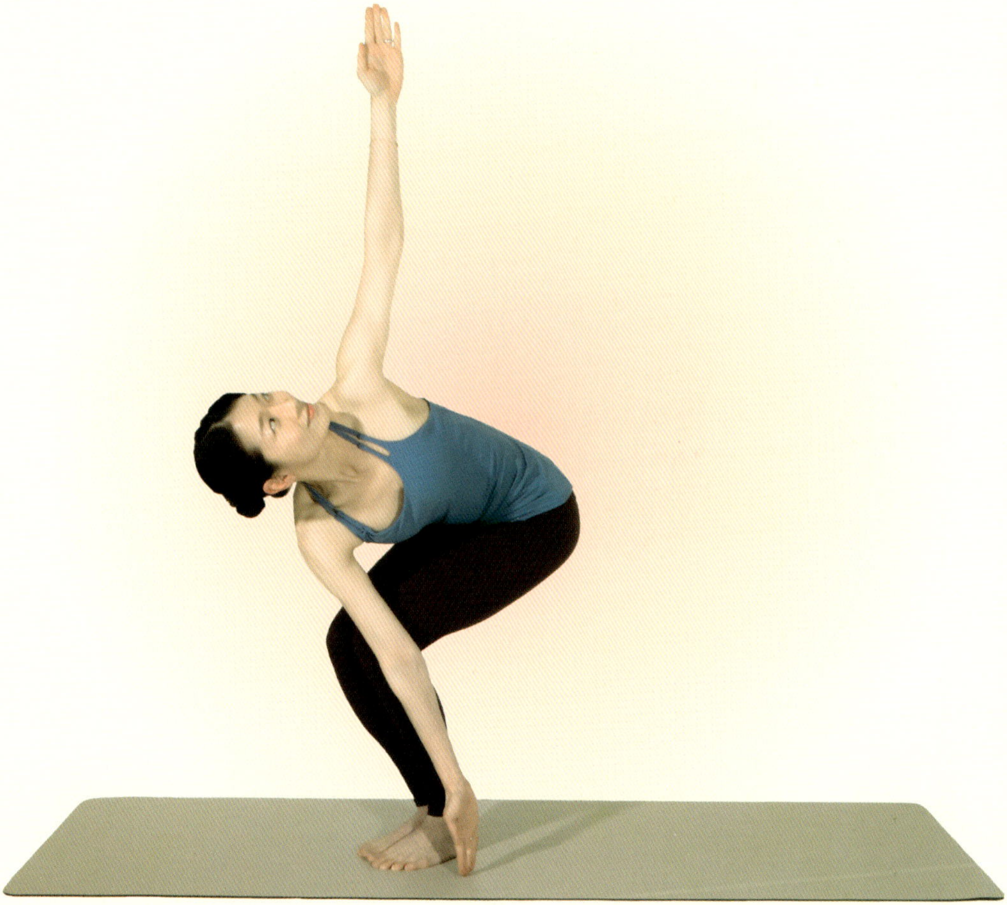

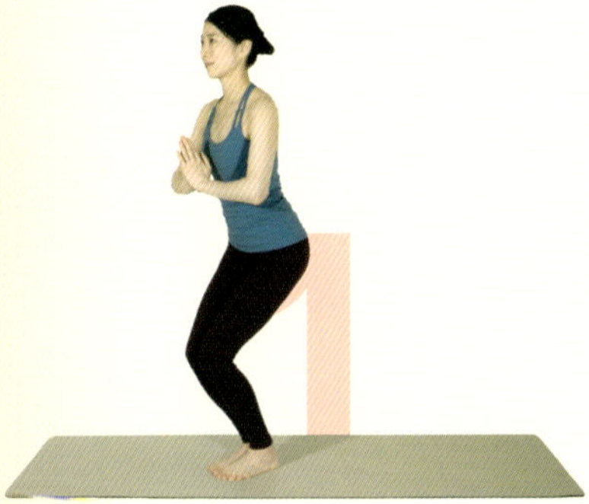

숨을 마시며 양손을 가슴 앞에 합장한다.
허리는 곧게 펴고, 무릎을 구부린다.

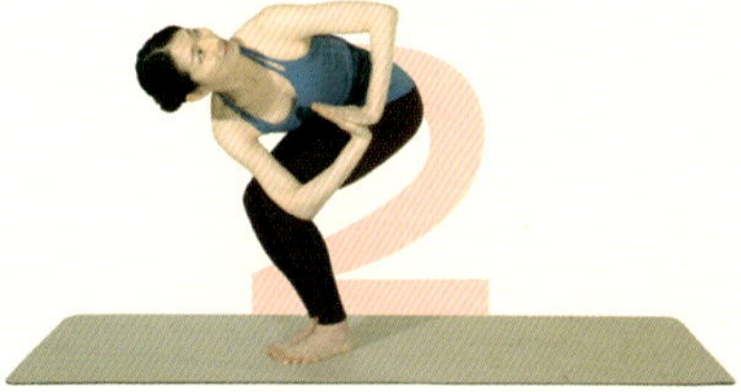

숨을 내쉬며 몸통을 왼쪽으로 틀어
오른 팔꿈치를 왼 무릎 너머로 둔다.
팔꿈치로 무릎을 계속해서 밀어내어 합장한
손이 가슴 가운데 있게 한다.

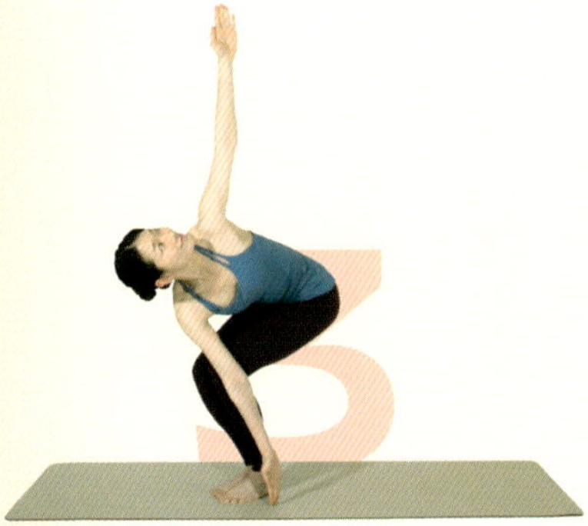

숨을 내쉬며 양팔을 위아래로 펼쳐 허리를 더욱 강력하게 튼다.
가슴을 열고, 시선은 천장을 향한다.

반대쪽도 동일한 방법으로 실시한다.

3. Garudasana

가루다아사나

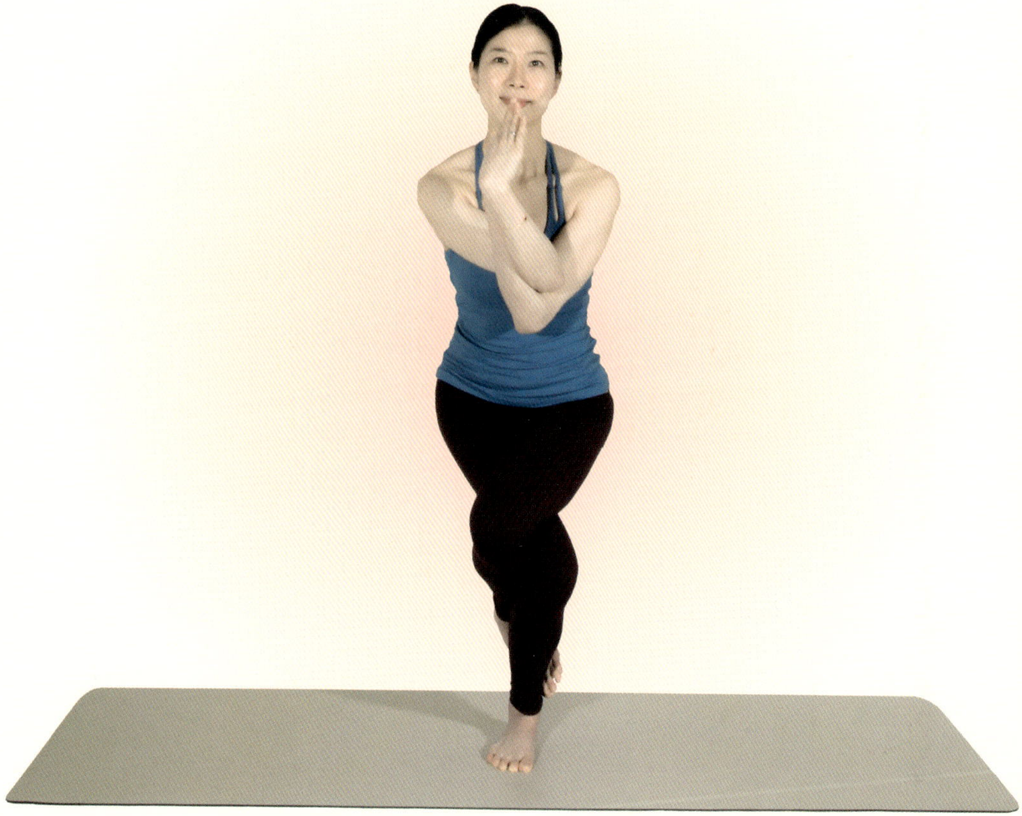

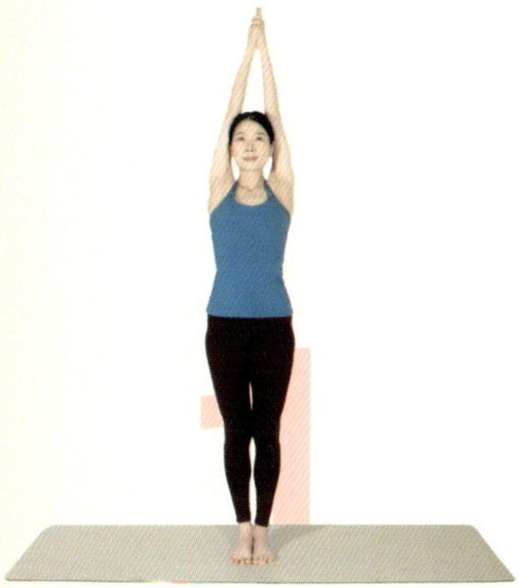

바르게 선 상태에서 숨을 마시며 양팔을 천장 위로 들어 올려 합장한다.

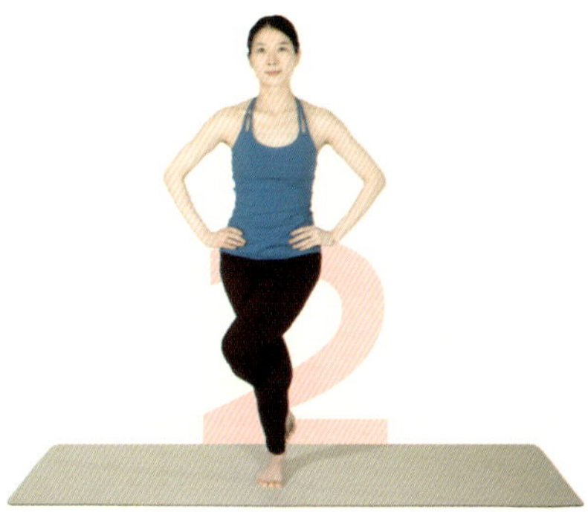

양손을 허리에 두고 양 무릎을 구부린다.
숨을 마시며 왼 다리를 들어 올려 오른 무릎 위에 걸쳐 놓고 다리가 꼬아지도록 한다.

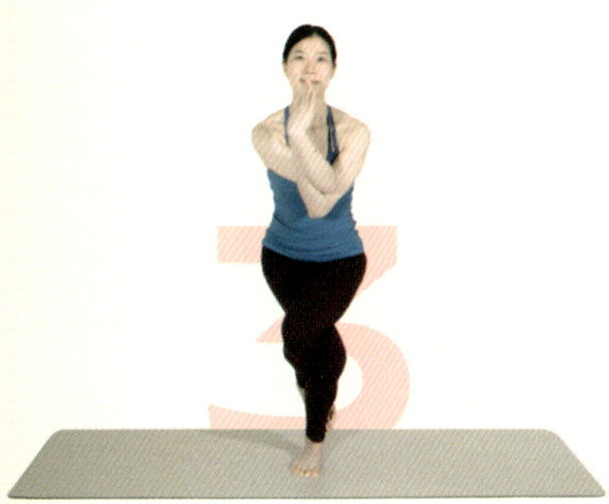

숨을 내쉬며 왼팔이 오른팔 밑으로 하여 합장한다.
몸통과 골반, 무릎을 정면으로 향하도록 하고 허리를 곧게 피며 발목, 무릎, 팔꿈치 손목, 손끝이 바닥과 수직이 되도록 한다.

반대쪽도 동일한 방법으로 실시한다.

4. Natarajasana

나타라자아사나

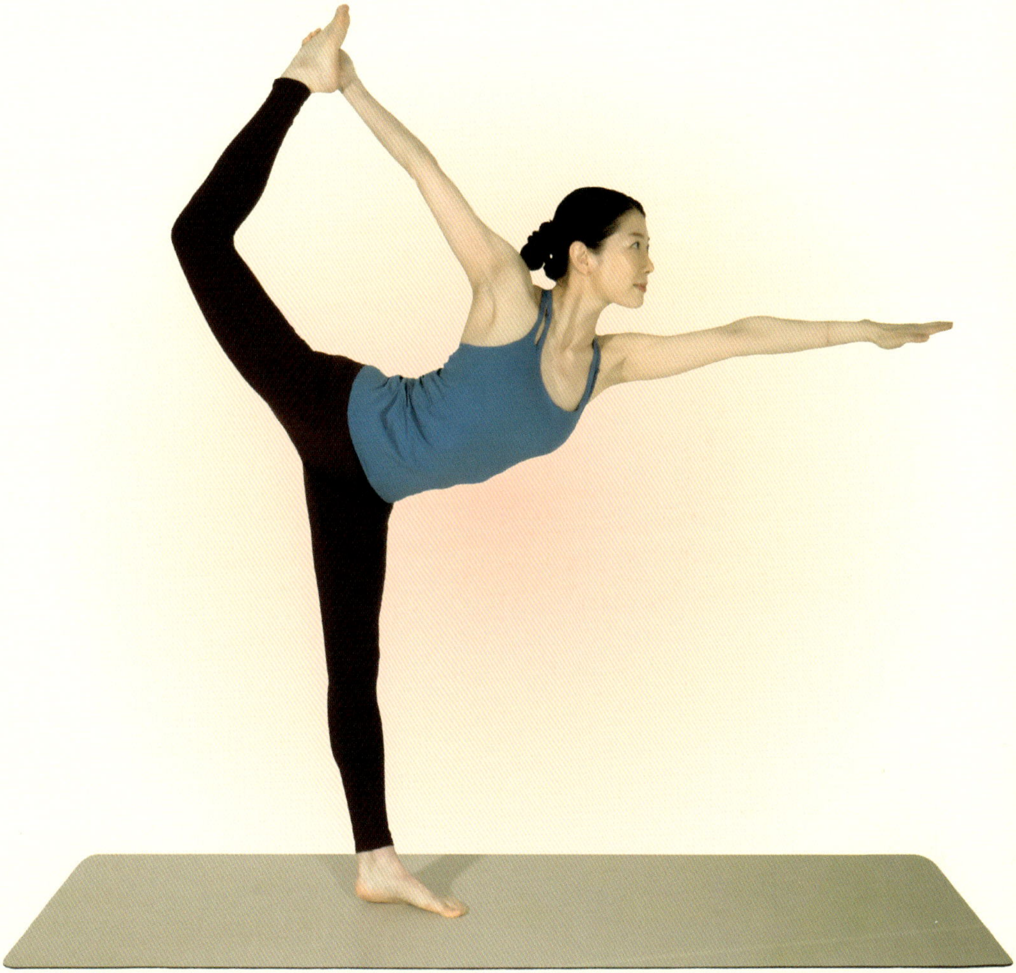

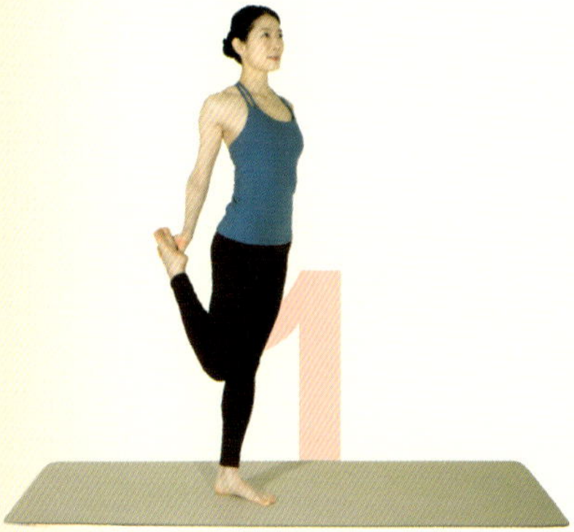

바르게 선 상태에서 시선은 정면을 향한다.
오른 무릎을 구부려 오른손으로 발목이나 발등의 안쪽을 잡는다.

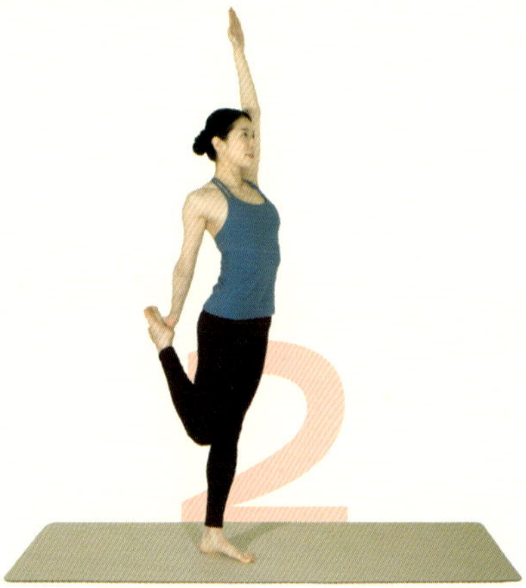

숨을 마시며 왼팔을 들어 올려 한 발로 중심을 잡고 선다.
시선은 정면 한곳을 응시하고 상체 전면을 길게 늘인다.

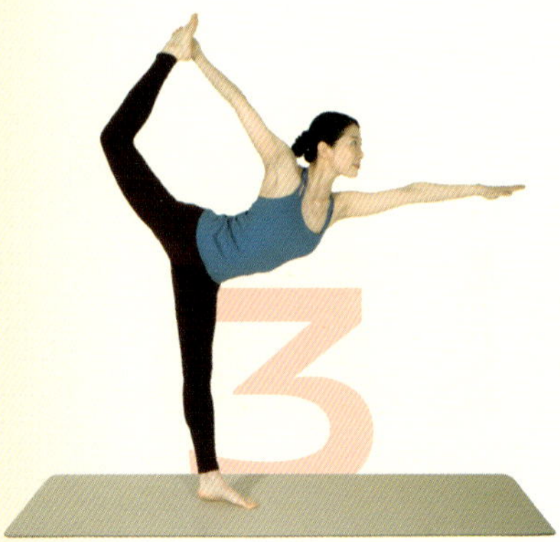

숨을 내쉬며 상체를 앞으로 기울이고
동시에 오른 다리는 천장을 향해 들어 올린다.
몸통은 바닥과 수평이 되도록 하고 왼손은 전방을 향해 앞으로 늘인다.

반대쪽도 동일한 방법으로 실시한다.

5. Virabhadrasana III

비라바드라아사나 III

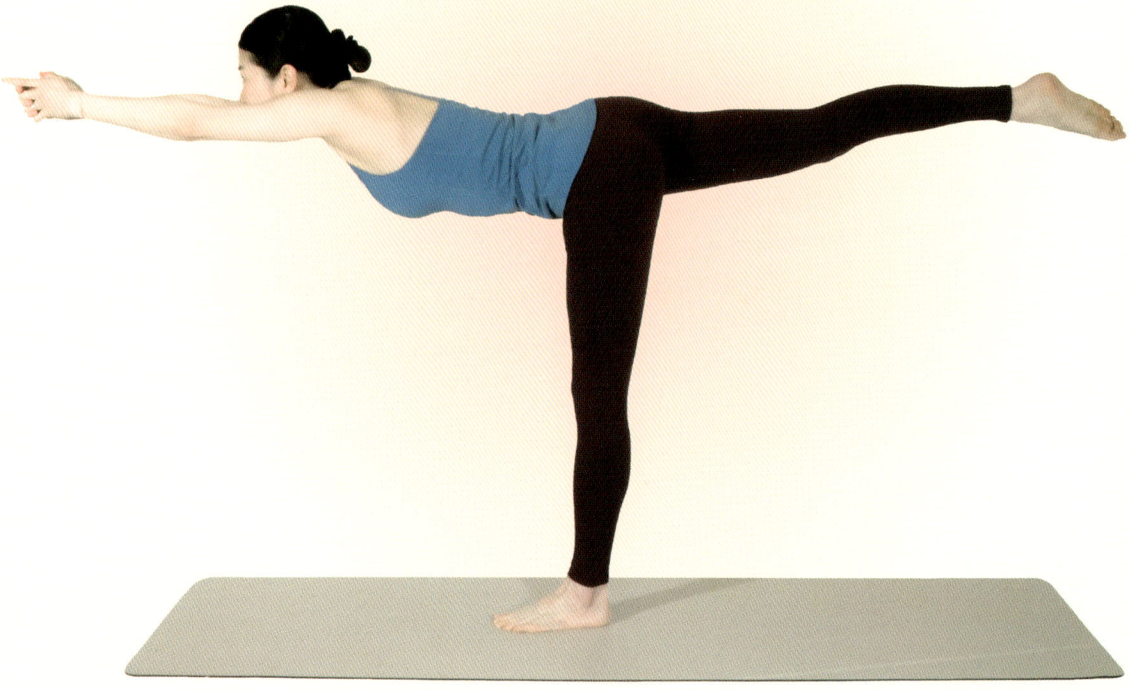

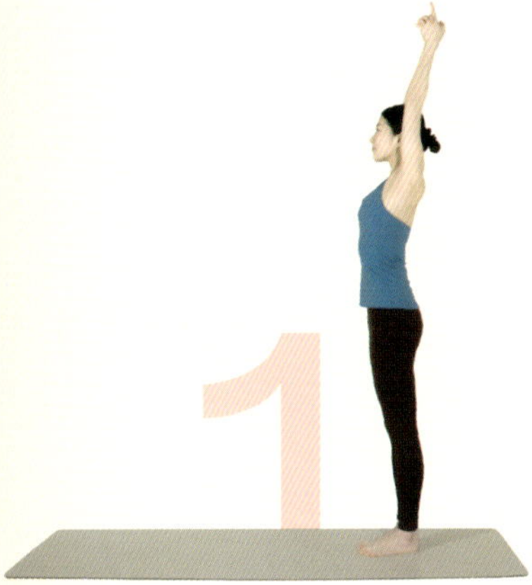

바로 선 상태에서 시선은 전방을 향하고
양팔을 천장으로 들어 올려 깍지를 껴 손으로 권총 모양을 만든다.
양팔을 귀 뒤로 젖히고 몸의 앞쪽을 길게 늘인다.

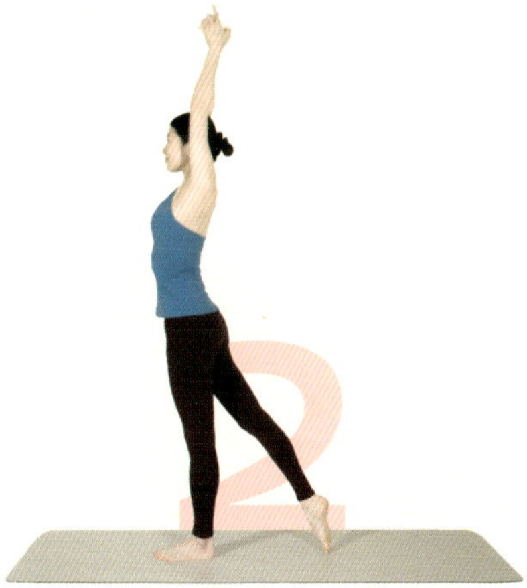

숨을 마시며 왼발을 앞으로 크게 내디디며
체중은 왼발에 실리게 하고 오른발 끝은 힘주어 편다.

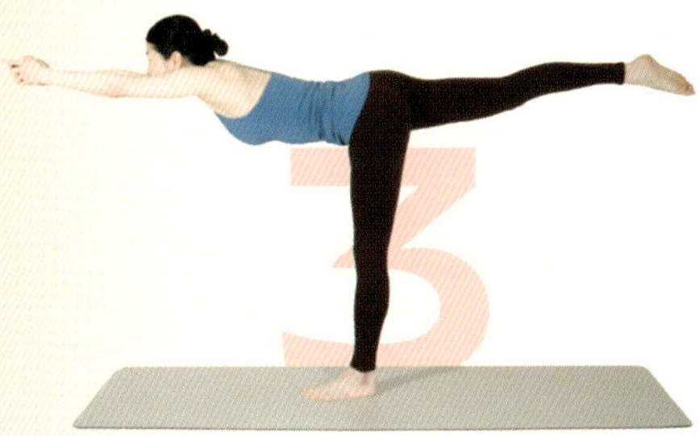

온 힘을 다해 상체를 앞으로 하고 오른 다리는 천장을 향해 들어 올린다.
들어 올린 팔과 다리, 몸통이 바닥과 수평이 되도록 하고
몸을 앞뒤로 늘인다.

반대쪽도 동일한 방법으로 실시한다.

6. Prasarita Padottanasana

프라사리타 파도타나아사나

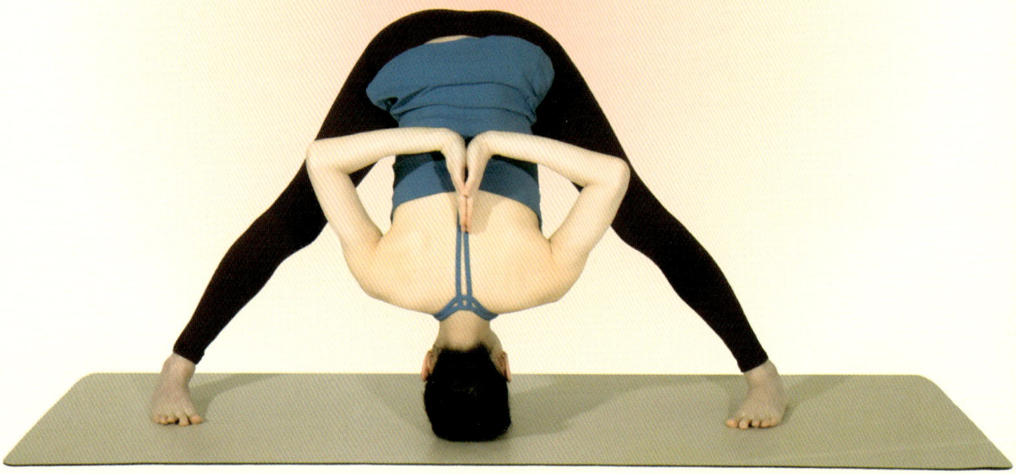

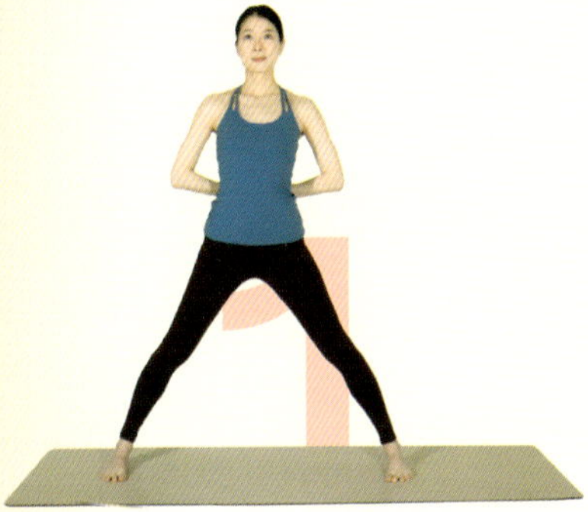

양발을 한 선상에 두고 다리를 벌려 선다.
양손을 등 뒤로 합장한다.

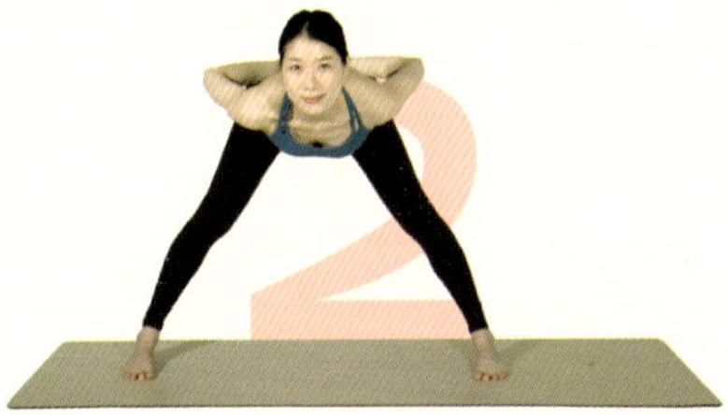

숨을 내쉬며 시선은 정면을 향하게 하고 상체를 90도로 숙인다.
숨을 마시며 상체를 전방으로 길게 늘이고
시선은 정면을 향한다.

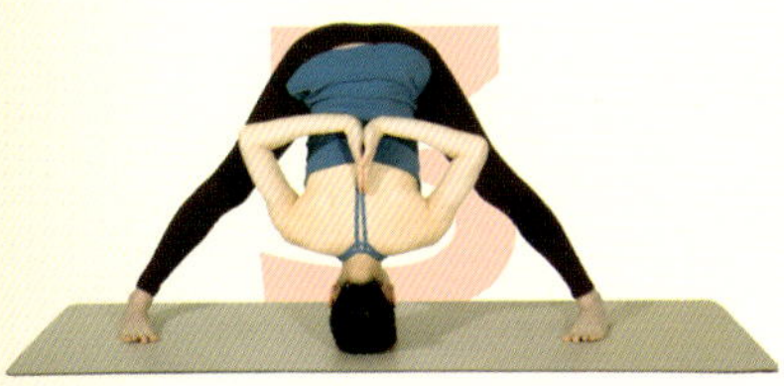

숨을 깊게 내쉬며 상체를 완전히 바닥을 향해 숙인다.
허리를 아래쪽으로 길게 늘어뜨리며
양발 사이에 정수리를 바닥에 내려놓는다.

7. Parsvottanasana

파르스보타나아사나

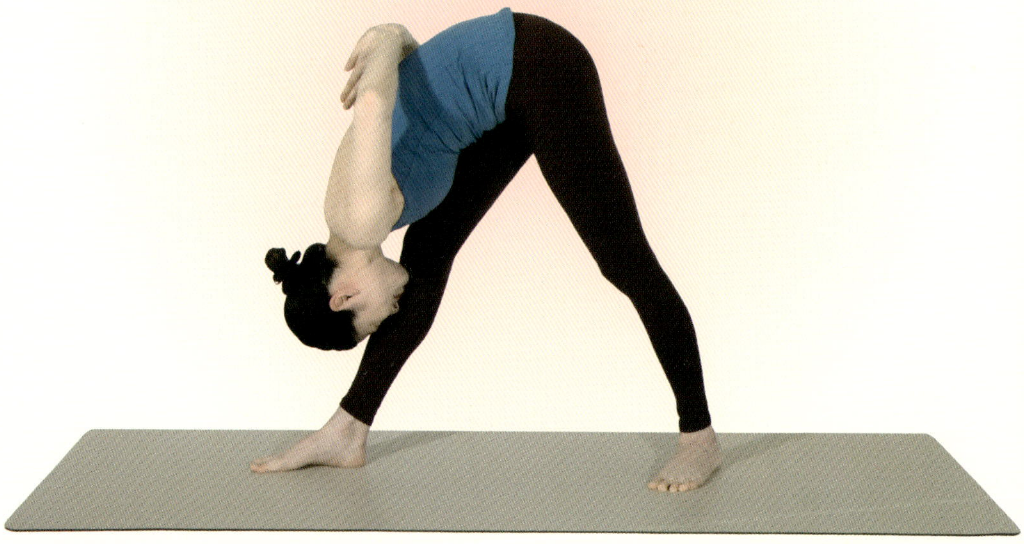

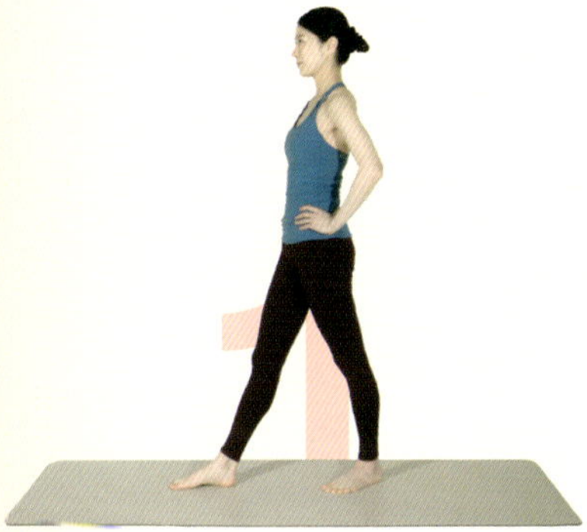

손을 허리에 두고 다리를 벌리고 선다.
몸을 오른쪽으로 돌려 오른쪽 전방을 바라본다.

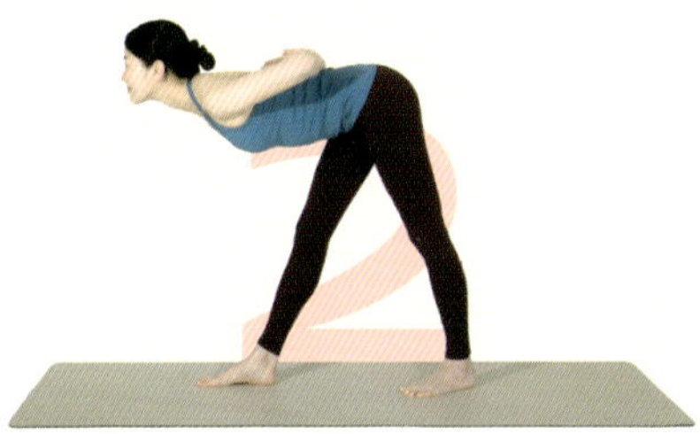

양손을 등 뒤로 합장하고, 숨을 내쉬며 상체를 90도로 숙인다.
시선은 전방을 향하고 상체가 바닥과 수평이 되도록 한다.

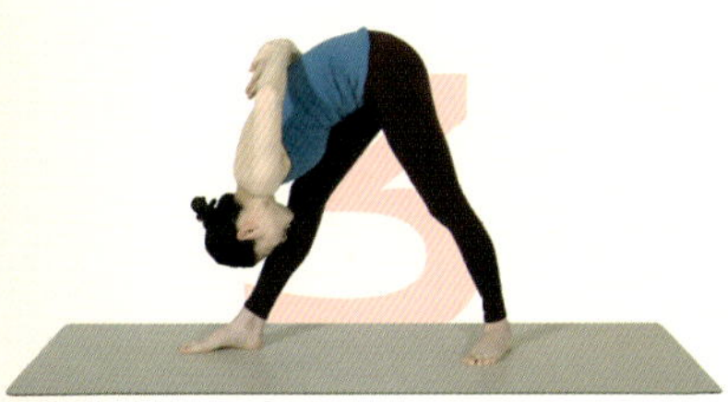

숨을 깊게 내쉬며 상체를 더욱 아래로 숙인다.
양다리로 균형을 잡으며 턱이 무릎 아래로 닿을 수 있도록 한다.
양손은 계속해서 합장하고 호흡은 통상적으로 한다.

반대쪽도 동일한 방법으로 실시한다.

8. Parivrtta Trikonasana

파리브르타 트리코나아사나

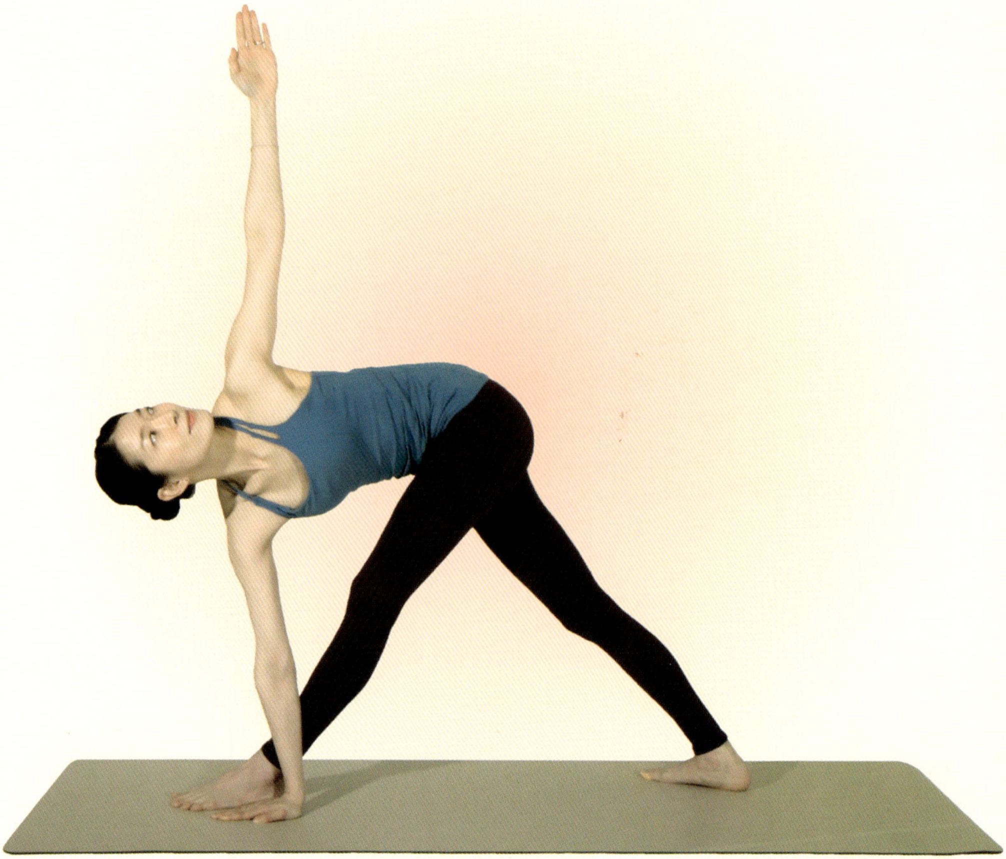

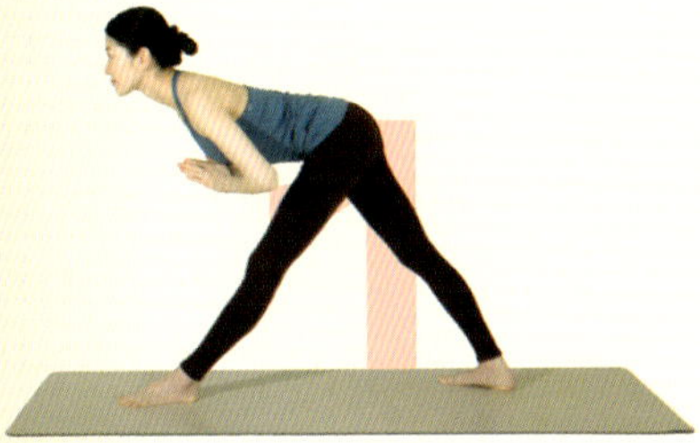

두 다리를 3족장 정도 벌려 양발을 한 선상에 두고 선다.
몸 전체를 왼쪽으로 돌려 양손을 가슴 앞에 합장한 채
두 다리로 중심을 잡으며 상체를 아래로 기울여 준다.

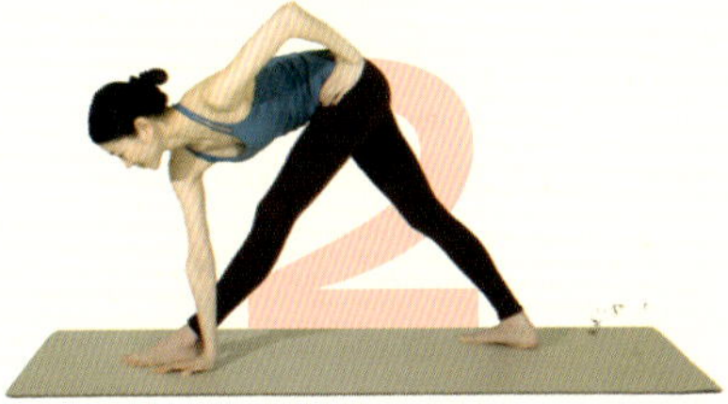

오른손은 왼쪽 발 너머로 넘겨 바닥을 짚고
왼손은 골반에 두고 왼쪽 골반을 뒤로 밀어준다.
등은 말리지 않도록 상체를 편다.

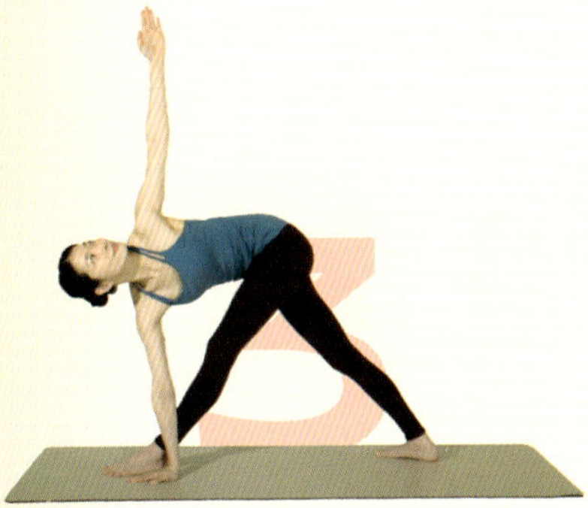

오른손은 바닥 쪽으로 왼손은 하늘로 향하게 한다.
시선은 왼손 끝을 바라보며 몸통을 최대한 왼쪽으로 틀어준다.

반대쪽도 동일한 방법으로 실시한다.

9. Vrksasana

브릭샤아사나

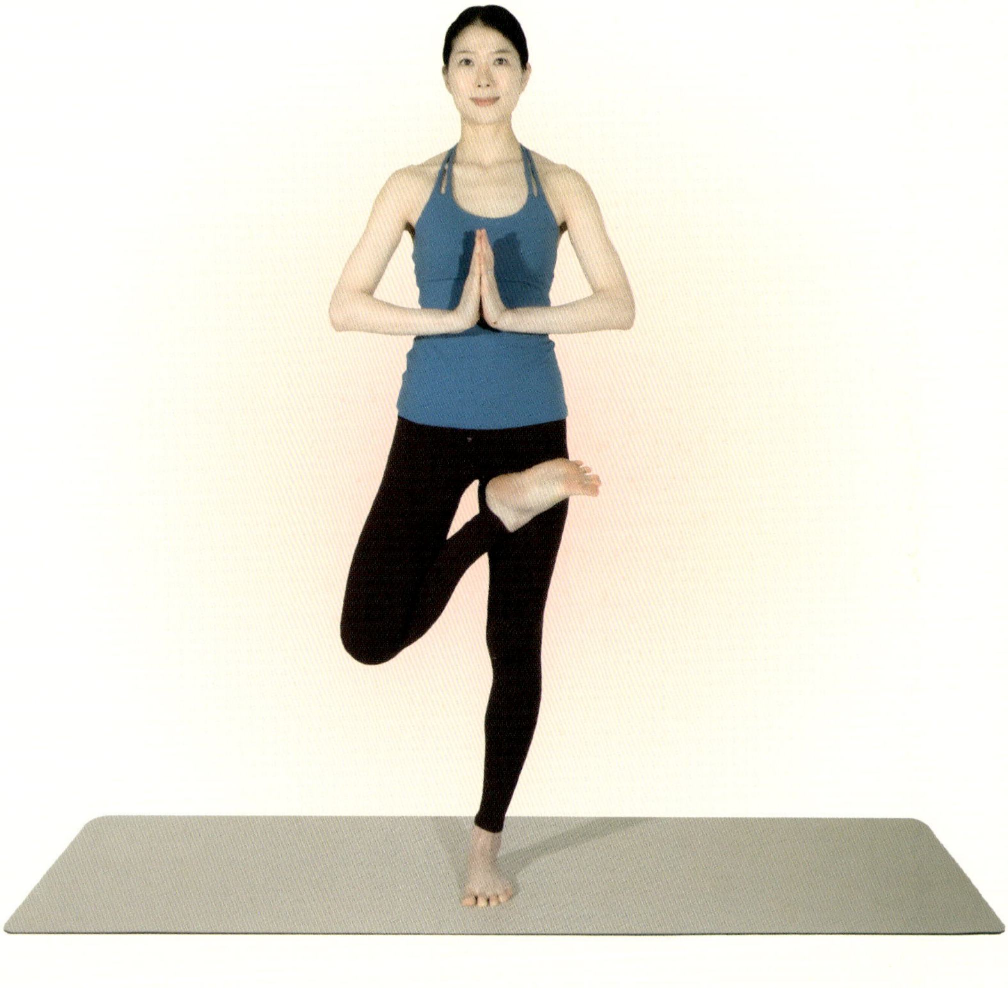

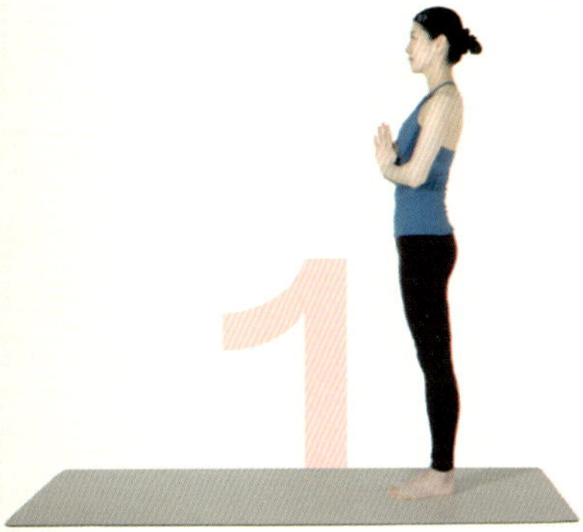

양손을 합장하고 양발을 바르게 모으고 선다.
시선은 정면을 향하고 엉덩이를 수축시킨다.

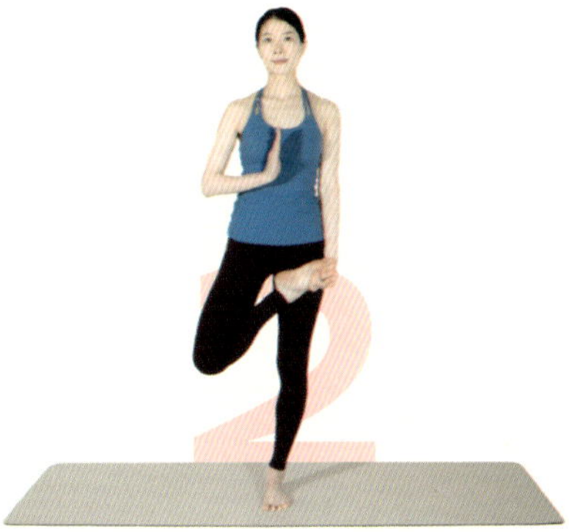

오른 무릎을 구부리고 왼손으로 오른발등을 잡도록 한다.
숨을 내쉬며 부드럽게 오른 무릎을 바닥 방향으로 내려
옆에서 보기에 양 무릎이 한 선상에 있도록 한다.

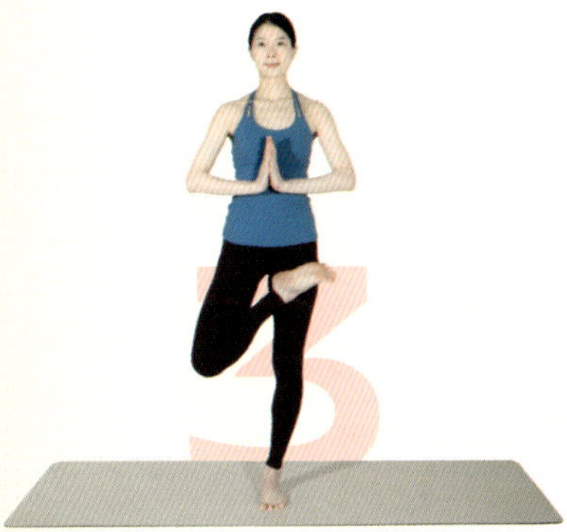

시선은 전방의 한곳을 응시하고 균형을 잡는다.
양손을 가슴 앞에 합장하고 몸을 천장 쪽으로 들어 올린다.

반대쪽도 동일한 방법으로 실시한다.

10. Ardha-Badda Padma Prapadasana

아르다 받다 파드마 프라파다아사나

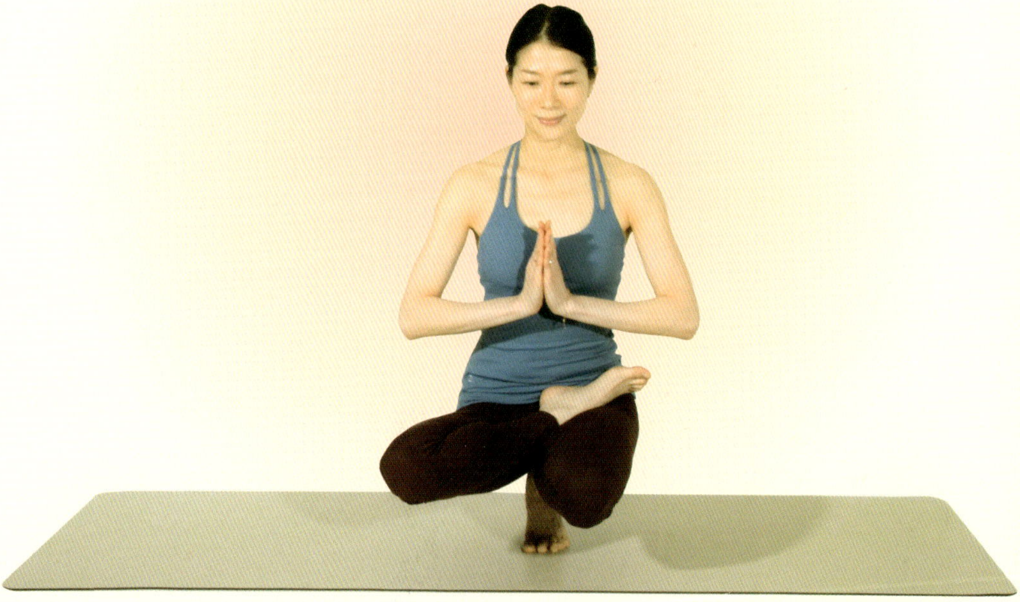

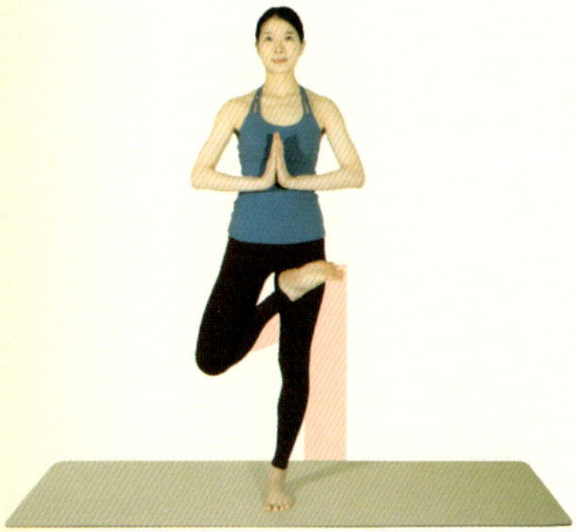

바로 선 자세에서 오른 무릎을 구부려
오른 발등을 왼쪽 허벅지 위에 올려 둔다.
오른 무릎을 바닥 방향으로 내려
옆에서 보기에 양 무릎이 한 선상에 있도록 하며 합장한다.

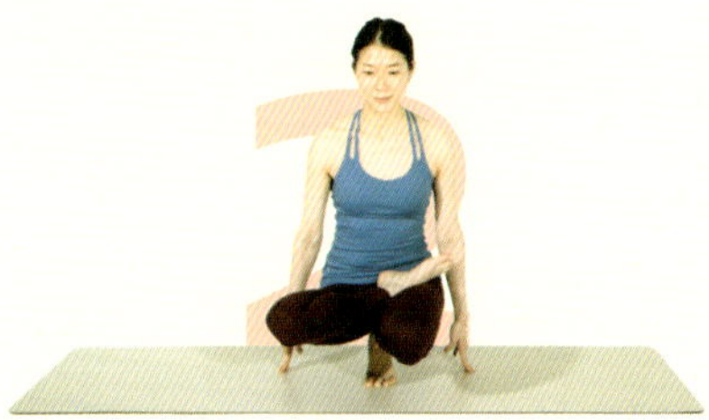

상체를 아래로 하여 양손을 바닥에 대고 왼 무릎을 구부린다.
양손 끝을 이용하여 한 발로 균형을 잡는다.

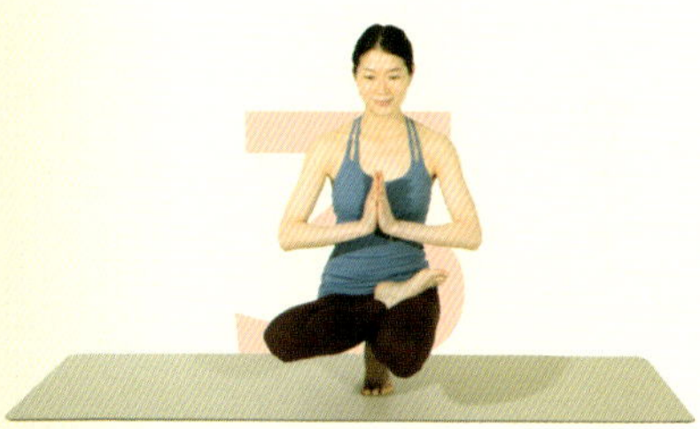

시선은 발끝에서 1m 앞 바닥을 응시하고,
발가락에 힘을 주어 균형을 잡으며 합장한다.
허리를 펴고, 양 무릎은 바닥과 수평이 되도록 한다.

반대쪽도 동일한 방법으로 실시한다.

* Practical Poses는 다양한 아사나들을 통하여 단련된 심신을 더욱 증진시키는 응용 자세 1, 응용 자세 2, 응용 자세 3으로 구성되어 있다.
Practical Poses를 꾸준히 수행하다 보면 호흡과 자세를 자연스럽게 수행할 수 있을 것이며,
자세 교정 및 체중 감소, 유연성 증대 및 근력 강화 등의 효과를 얻을 수 있을 것이다.
동작 중 편 자세가 있는 경우, 오른쪽부터 진행하고, 반드시 양쪽 동작을 모두 수행하도록 한다.

Chapter 4.2

PRACTICAL POSES 2
SITTING POSE

응용 자세 2 - 앉아서 하는 자세

Practical Poses(응용 자세 1, 2, 3)는 1, 2장에서 나온 Surya Namaskara Basic과 Surya Namaskara I, II를 통해 워밍업을 한 후 오른쪽과 왼쪽 동작 모두를 수행하도록 한다.

1. Bhujapidasana
부자피다아사나

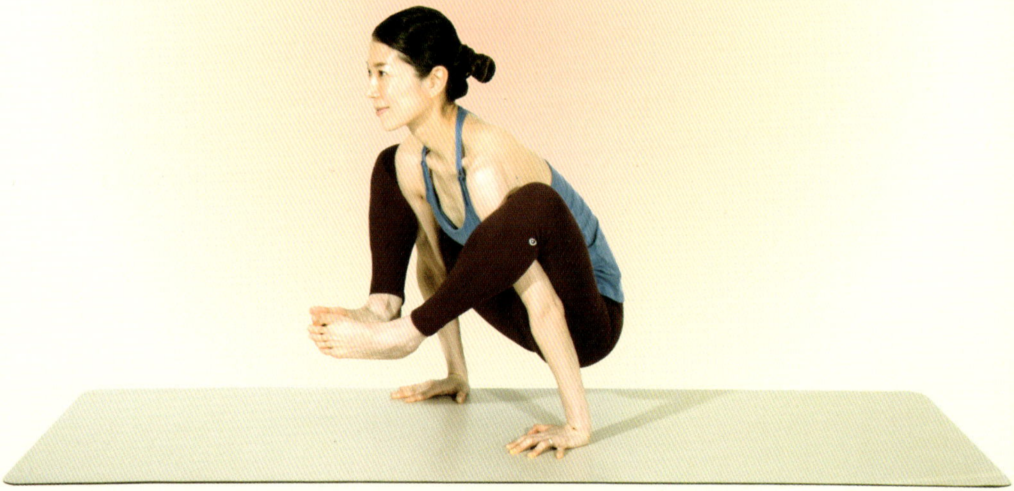

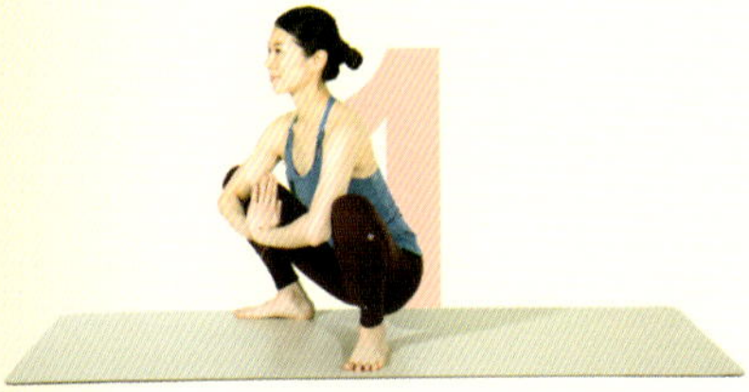

다리를 어깨 너비로 벌려 쪼그려 앉는다.
양손을 가슴 가운데 합장하고 팔꿈치를 양옆으로 하여 골반을 연다.

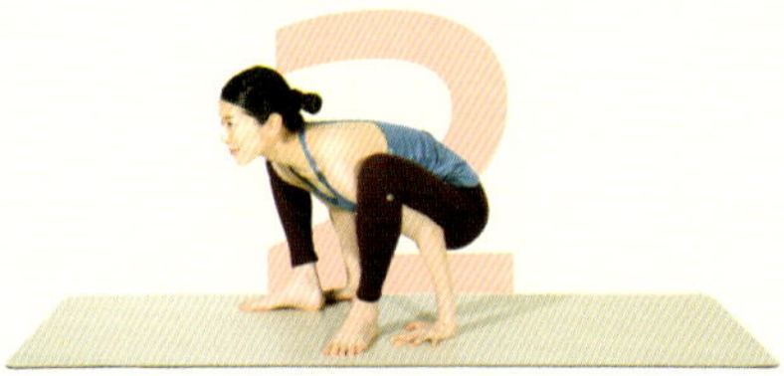

양손을 양발 뒤쪽으로 가져가
손가락 방향은 앞을 향하도록 한다.
상완골 위에 대퇴와 무릎을 올려놓고, 시선은 전방을 향한다.

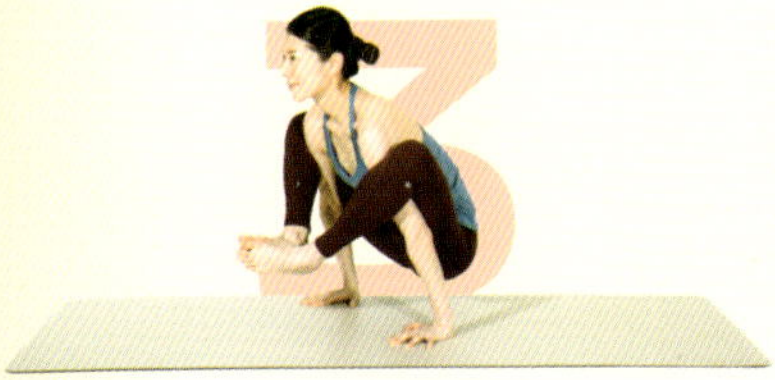

양발을 바닥에서 띄워 두 발바닥을 함께 밀착시킨다.
양손으로 바닥을 누르며 양 팔꿈치를 펴고 자세를 유지한다.

2. Ardha-Baddha Padma Paschimottasana

아르다 받다 파드마 파스치모타나아사나

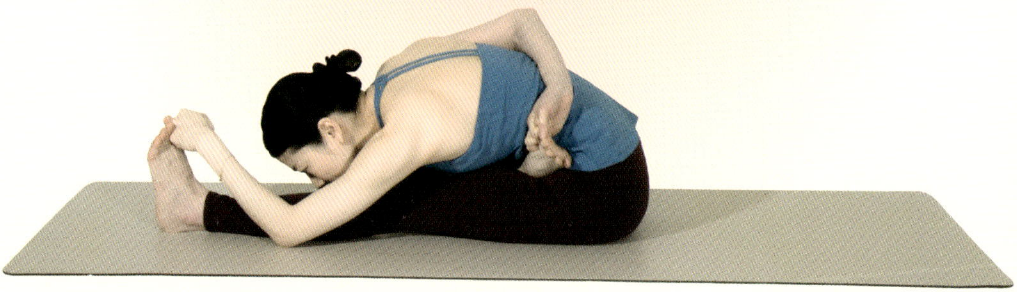

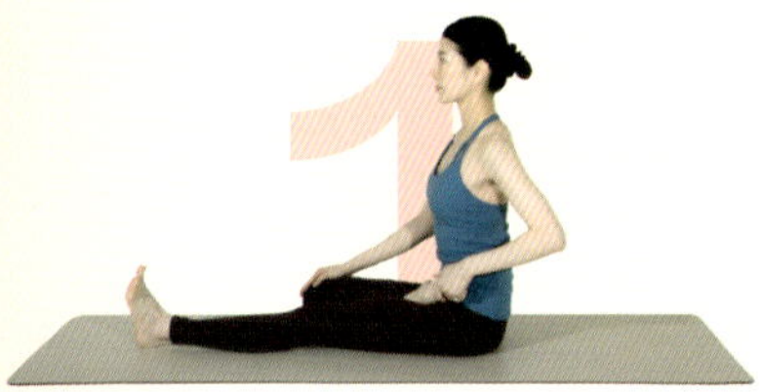

양다리를 펴고 바르게 앉는다.
오른 무릎을 구부려 반연꽃좌 모양을 만든다.
오른 무릎을 바닥 쪽으로 누른다.

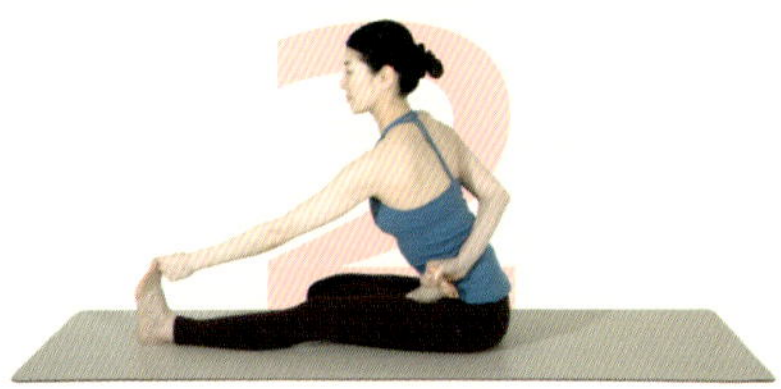

오른팔을 등 뒤로 돌려 오른발 끝을 잡는다.
왼손으로 왼발 끝을 잡고 허리를 곧게 편다.

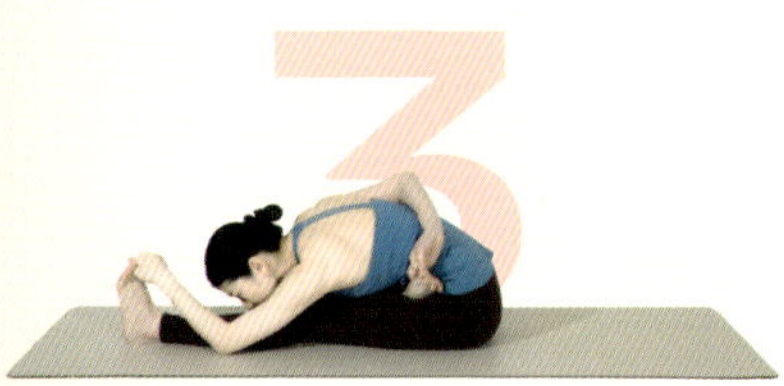

숨을 내쉬며 상체를 앞으로 기울여
배꼽, 가슴, 턱, 팔꿈치를 바닥 쪽으로 낮춰준다.

반대쪽도 동일한 방법으로 실시한다.

3. Salamba Navasana

살람바 나바아사나

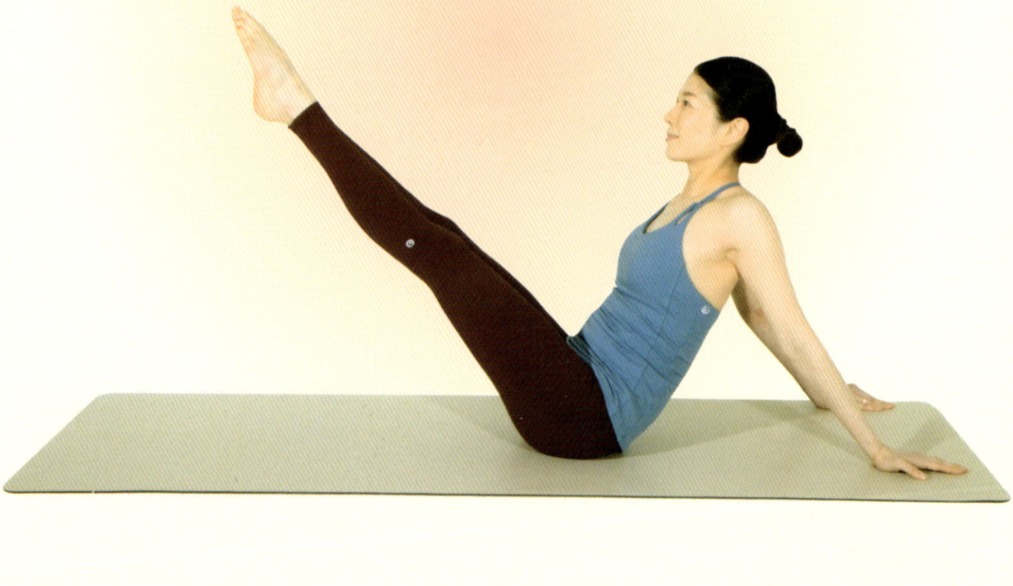

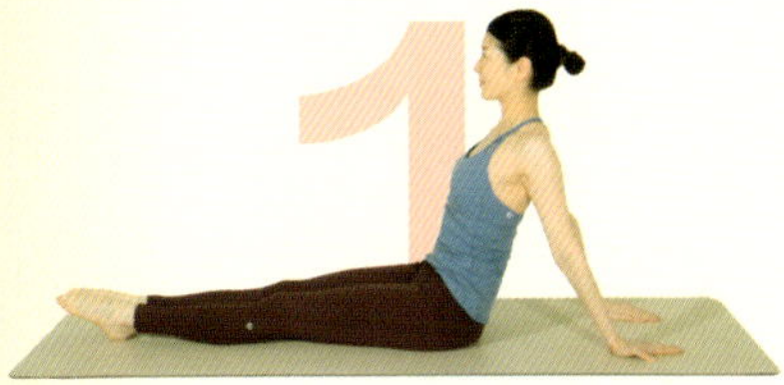

1

두 다리를 앞을 향해 쭉 뻗고 앉는다.
양손을 등 뒤로 가져가 손끝 방향이 뒤쪽을 향하도록 한다.

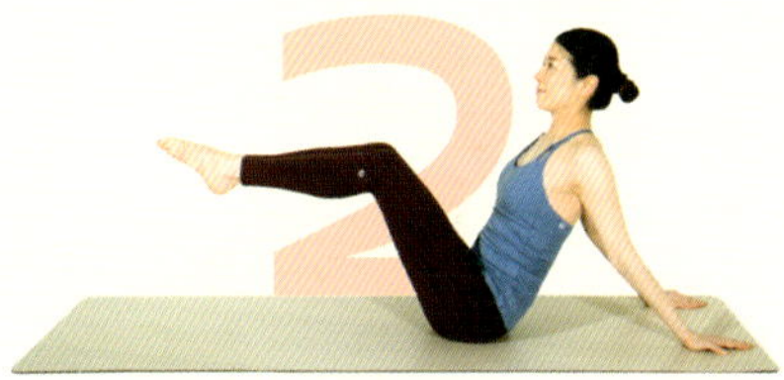

2

허리는 곧게 펴고 양 무릎을 구부려
정강이가 바닥과 수평이 되도록 하고
대퇴부와 복부사이가 V자가 되도록 한다.

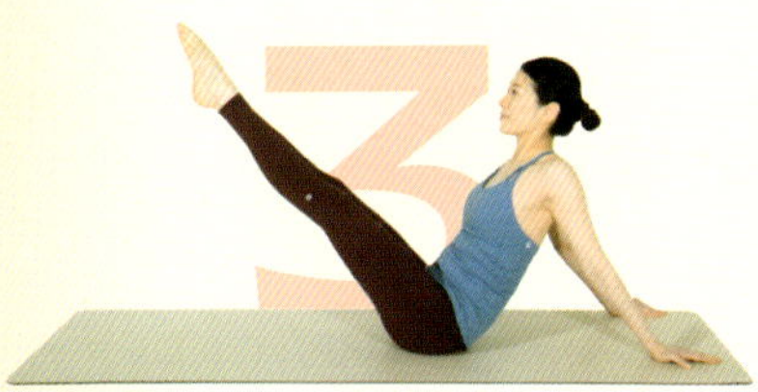

3

숨을 마시며 두 무릎을 펴서 두 다리가 바닥에서 45도 들리도록 한다.
두 다리는 붙이고 시선은 발끝을 향한다.

4. Ubhaya Padangushtasana

우바야 파당구스타아사나

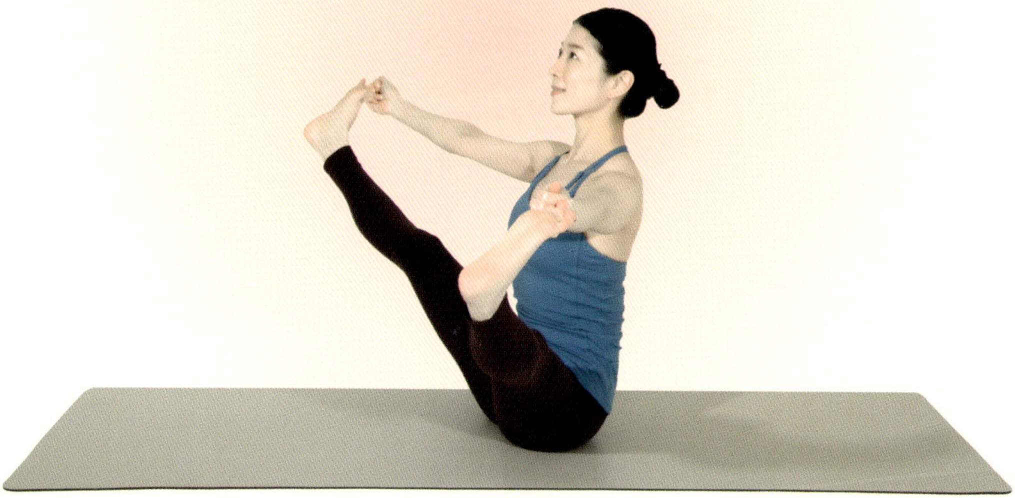

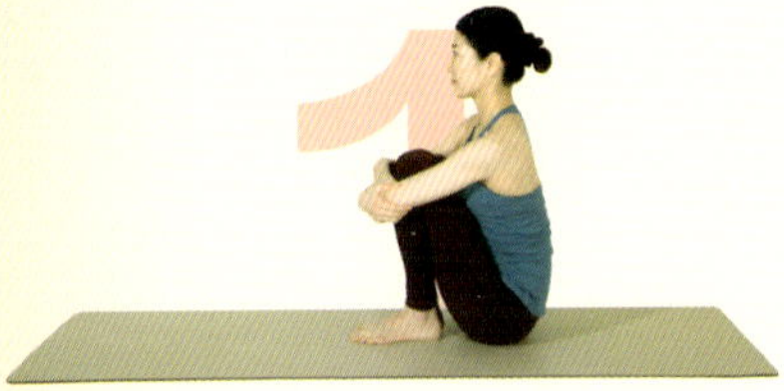

두 다리를 앞으로 쭉 뻗고 앉는다.
다음 양 무릎을 가슴 쪽으로 구부려 양팔로 무릎을 감싸 안는다.

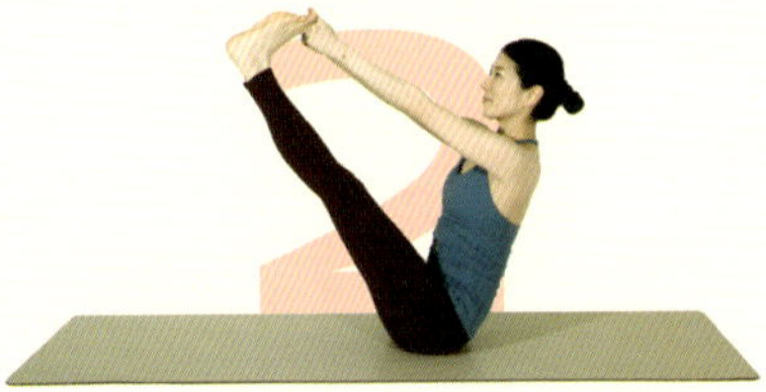

양 발끝을 잡은 상태에서 허리와 다리를 곧게 편다.
시선은 발끝을 향하고 골반의 균형을 잡고 자세를 유지한다.

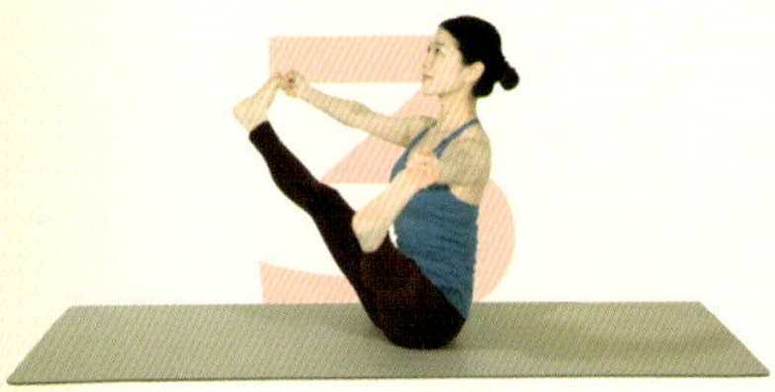

시선은 기존 발끝이 있던 곳에 두고 두 다리와 두 팔을 천천히 벌린다.
허리를 반듯하게 펴고 자세를 유지한다.

5. Purvottanasana

푸르보타나아사나

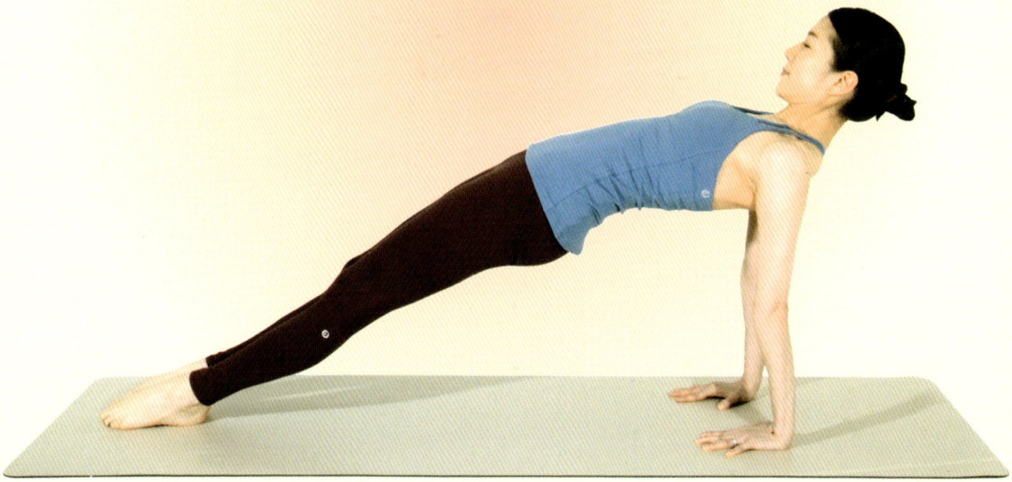

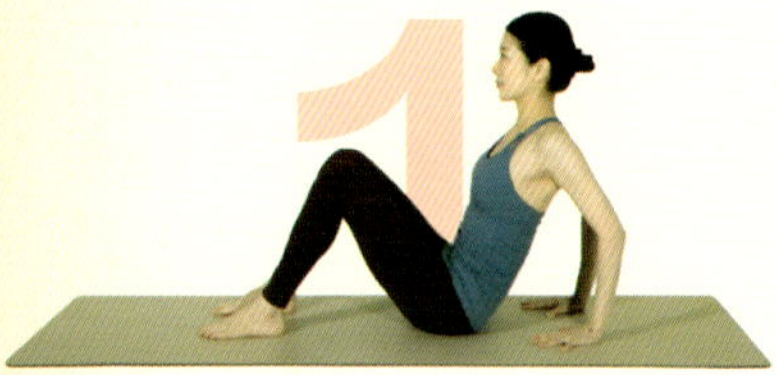

1

두 다리를 구부리고 앉아 골반 너비로 벌린다.
양손은 엉덩이에서 한 뼘 뒤로 하여 손끝이 몸 쪽을 향하게 하고
어깨 너비로 벌려 바닥을 짚는다.

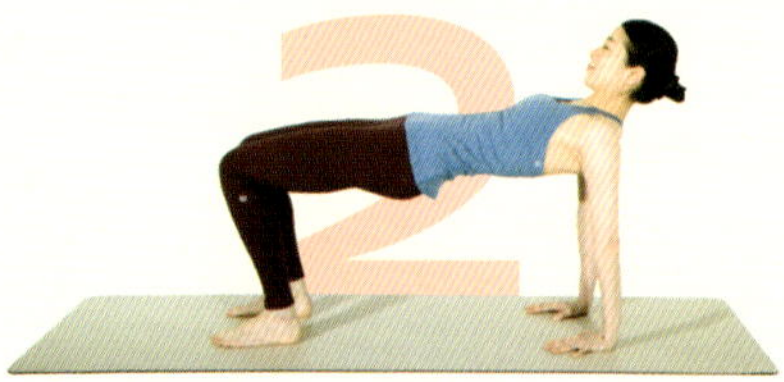

2

시선은 계속해서 전방을 향하게 하고
엉덩이를 들어 올려 몸통과 엉덩이, 허벅지가
바닥과 수평이 되도록 한다.

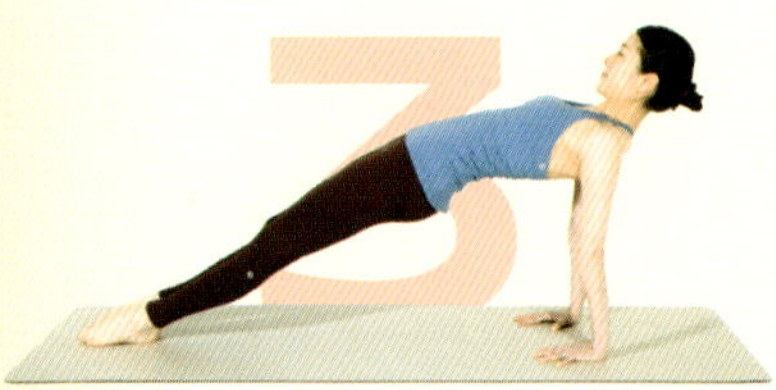

3

숨을 마시며 두 다리를 앞으로 쭉 뻗고 모아
양 발바닥이 바닥에 닿도록 한다.
손과 발로 바닥을 눌러 골반과 상체를 높이 들어 올린다.
시선은 전방을 향하게 한다.

6. Eka Pada Utkatasana

에카 파다 웃카타아사나

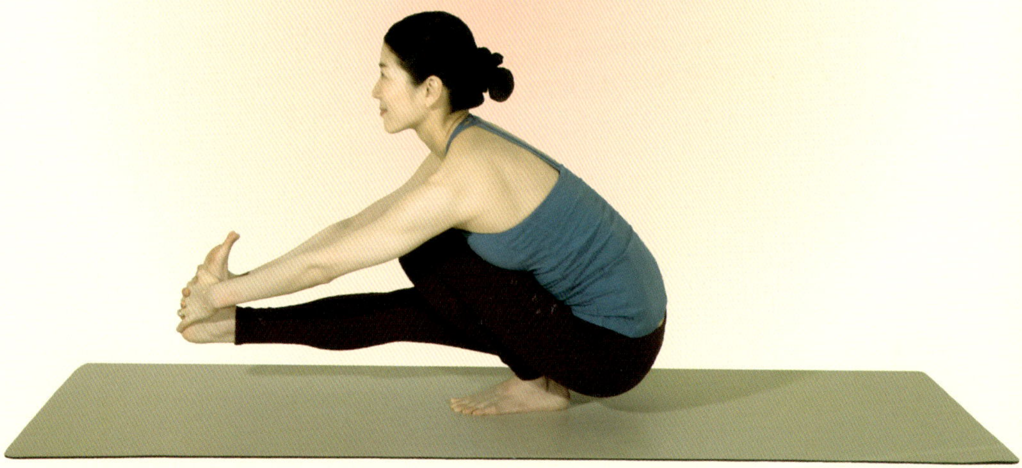

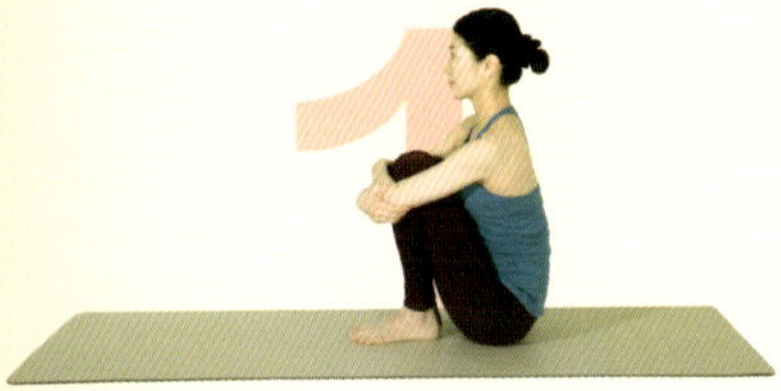

두 다리를 앞으로 쭉 뻗고 앉는다.
두 무릎을 가슴 쪽으로 구부려 양팔로 무릎을 감싸 안는다.

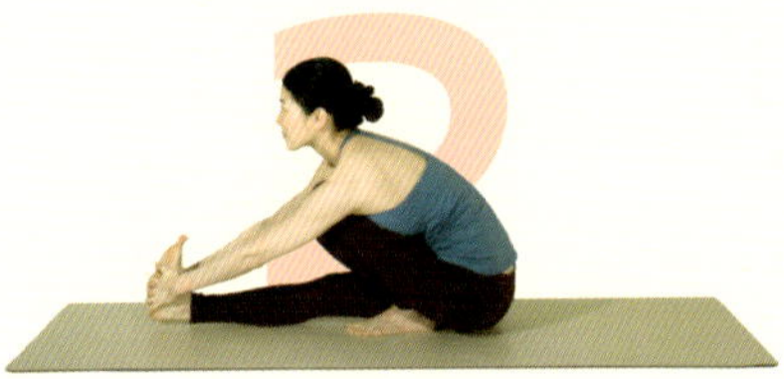

오른 다리를 앞으로 쭉 뻗고
깍지 낀 손을 오른발 끝에 걸어 놓는다.
오른발 끝을 당기며 고개는 들어 전방을 향한다.

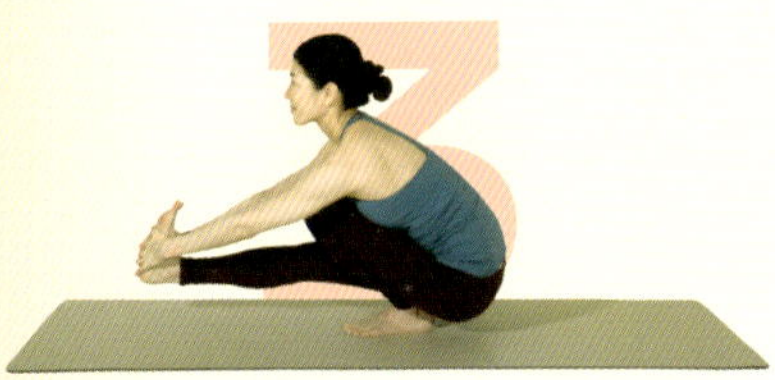

깍지 낀 오른발 끝을 당기며 엉덩이를 들어 올려 준다.
이때 왼발에 힘을 주며 균형을 유지한다.

반대쪽도 동일한 방법으로 실시한다.

7. Eka Pada Sirsasana

에카 파다 시르사아사나

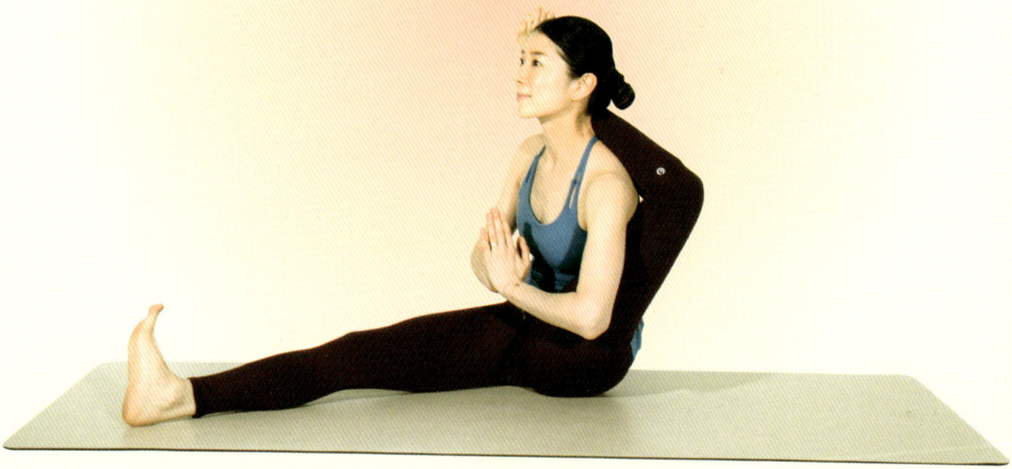

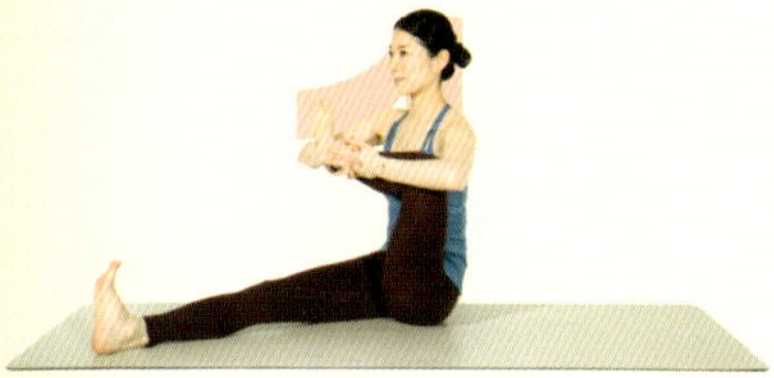

양다리를 앞으로 펴고 앉아, 왼 무릎을 구부려 몸통 쪽으로 가깝게 당긴다.
두 팔을 이용하여 왼 다리를 몸통 쪽으로 최대한 잡아당긴다.

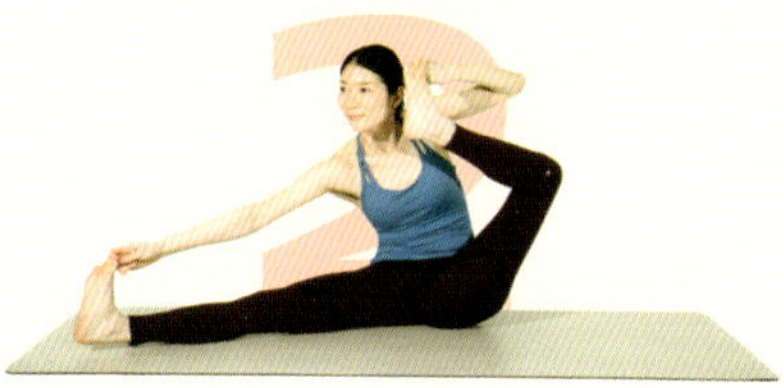

검지와 중지를 이용하여 양 엄지발가락을 잡는다.
숨을 내쉬며 왼발 끝을 왼쪽 귀에 가깝게 오도록 잡아당겨 골반을 열어 준다.

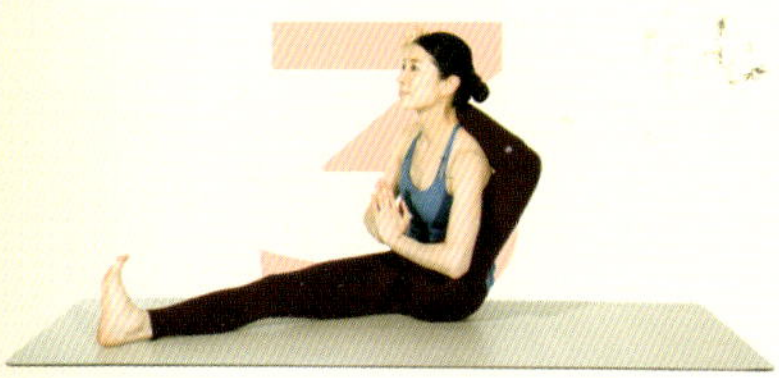

왼발을 머리 뒤로 넘겨 놓고 고개와 상체를 들어 골반을 강하게 열어 준다.
양손은 가슴 앞에 합장하고 시선은 전방을 향한다.

반대쪽도 동일한 방법으로 실시한다.

8. Parivrtta Janu Sirsasana

파리브르타 자누 시르사아사나

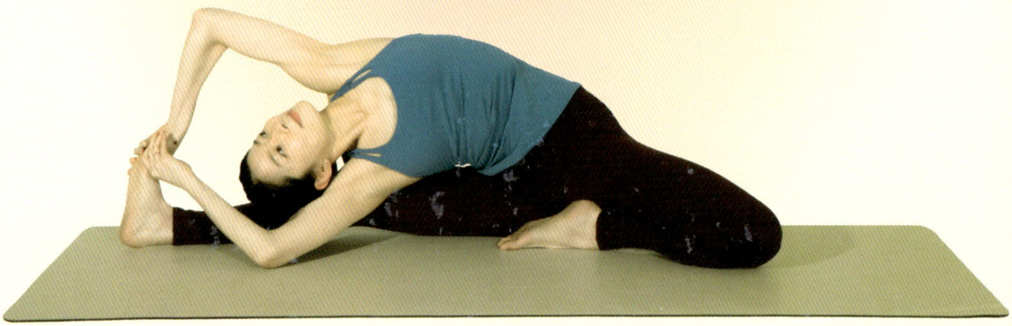

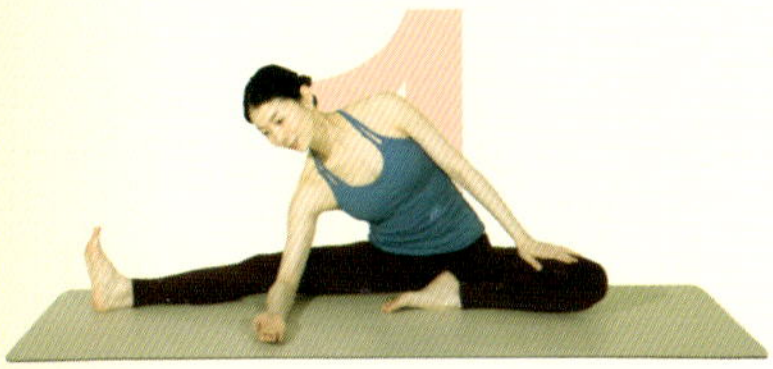

왼 다리는 안으로 접고 오른 다리는 쭉 편다.
숨을 내쉬며 오른 팔꿈치를 오른 무릎 앞에 내려놓고
왼쪽 옆구리를 늘인다.

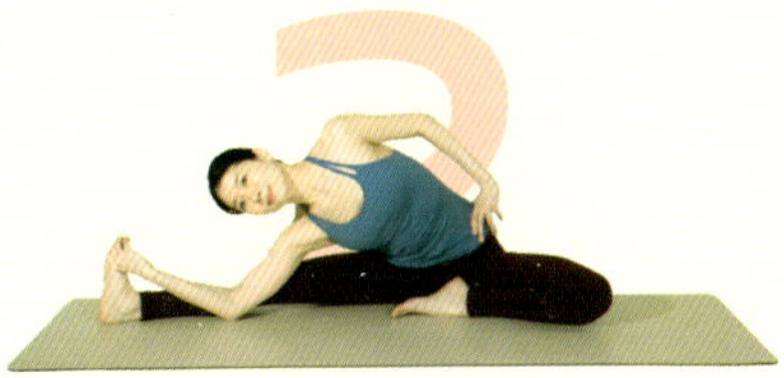

오른손으로 오른발 끝을 잡고
팔꿈치로 무릎을 밀며 상체를 천장 쪽으로 열어 놓고
왼쪽 옆구리를 늘인다.

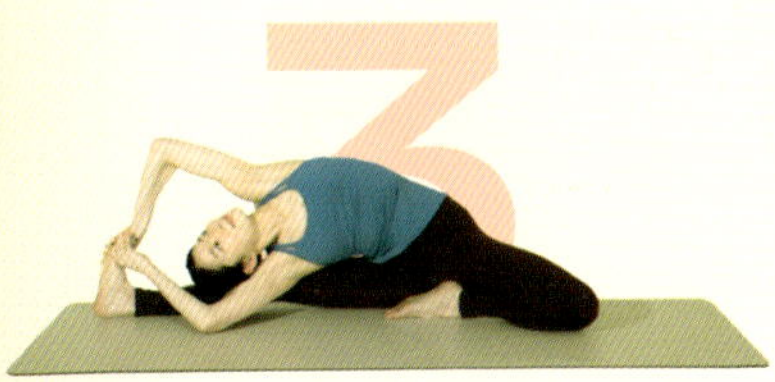

왼팔을 들어 올려 왼손으로 오른발 끝을 잡고
왼쪽 옆구리를 강력하게 늘인다.
가슴은 천장을 향해 열고 머리 뒤쪽은 무릎에 내려놓는다.

반대쪽도 동일한 방법으로 실시한다.

9. Upavishta Konasana

우파비스타 코나아사나

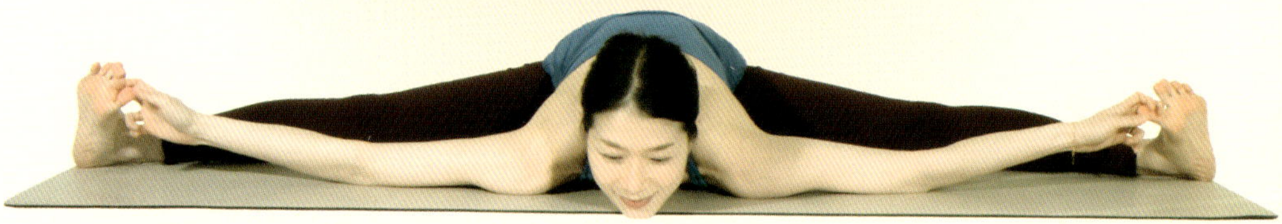

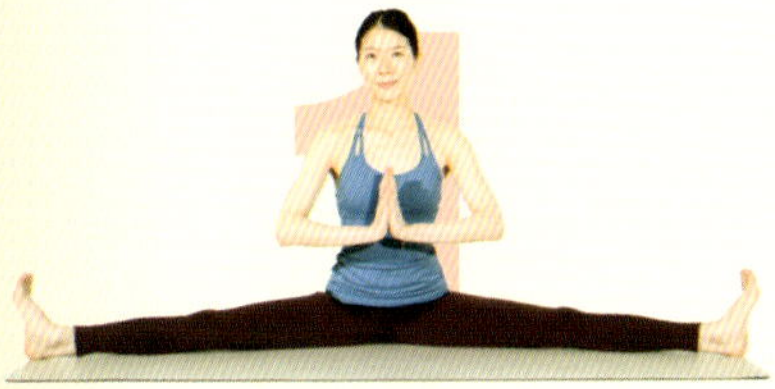

정면을 보고 양다리를 넓게 벌리고 앉는다.
양 발끝을 당겨 무릎을 펴고
양손을 가슴 앞에 합장한 후 허리를 곧게 세운다.

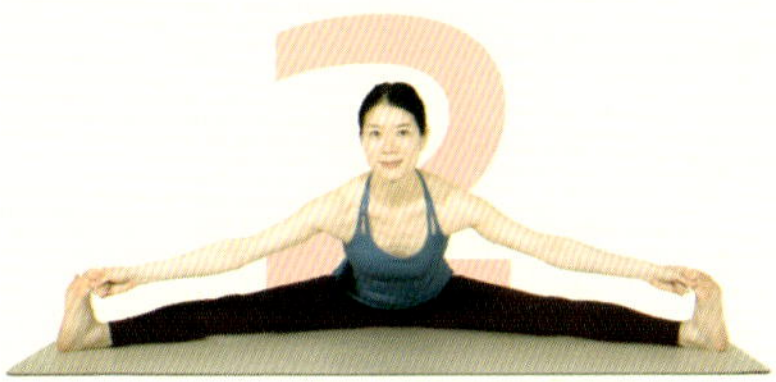

허리와 다리를 반듯하게 펴고
상체를 앞으로 기울여
양손의 검지와 중지로 엄지 발끝을 잡는다.

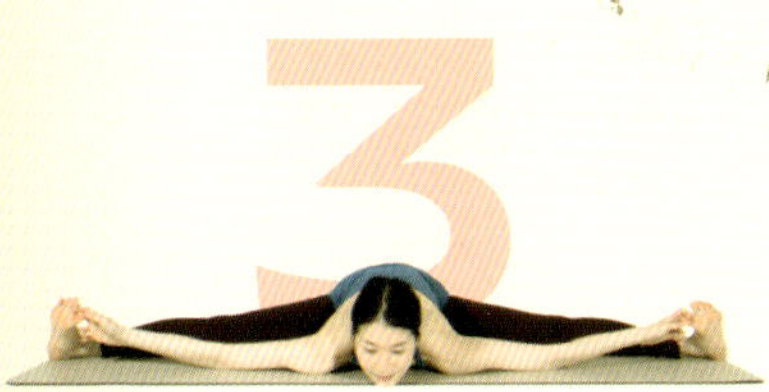

숨을 내쉬며 상체를 깊게 바닥으로 낮춘다.
허리를 앞으로 늘여주어
배꼽과 가슴, 목 앞쪽, 턱이 바닥에 완전히 닿도록 한다.

10. Raja Hanumanasana
라자 하누만아사나

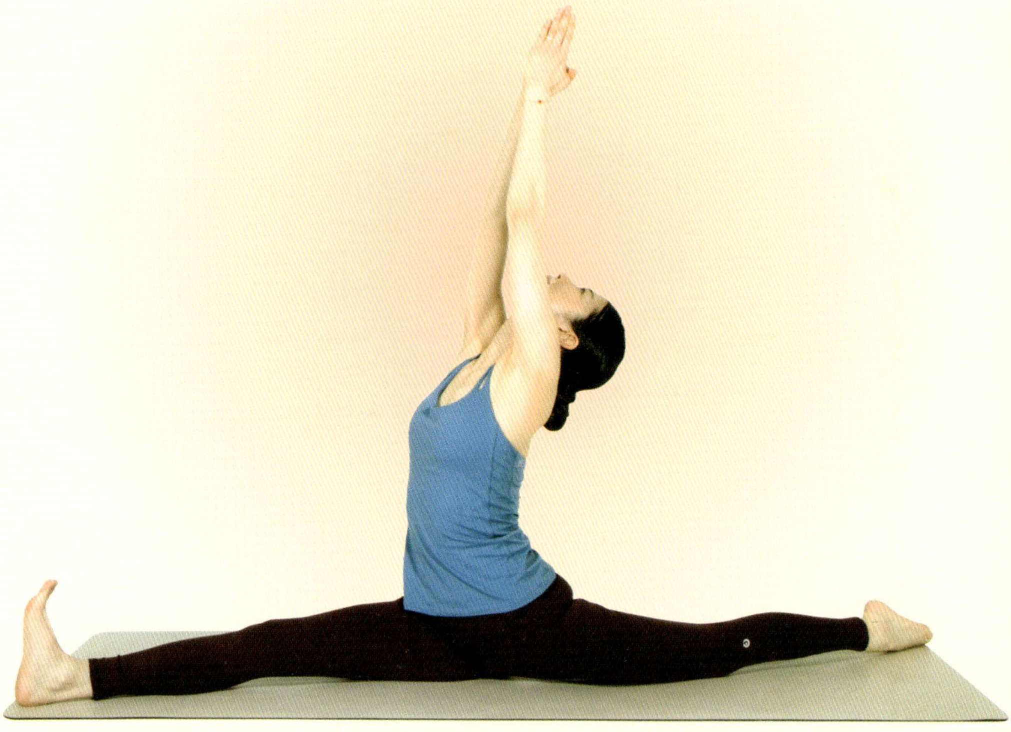

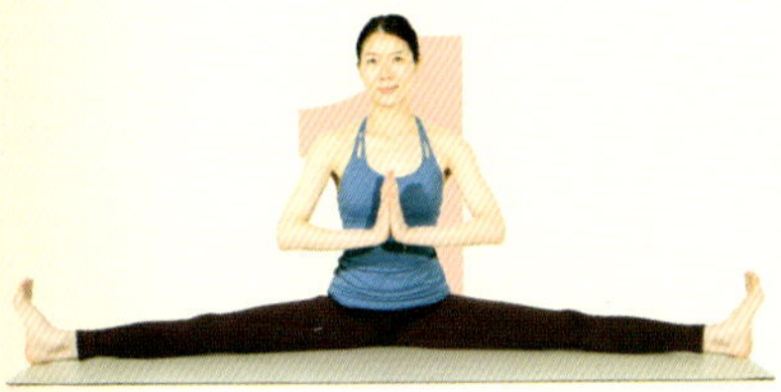

정면을 보고 양다리를 넓게 벌리고 앉는다.
양 발끝을 당겨 두 무릎을 펴고
양손을 가슴 앞에 합장한 후 허리를 곧게 세운다.

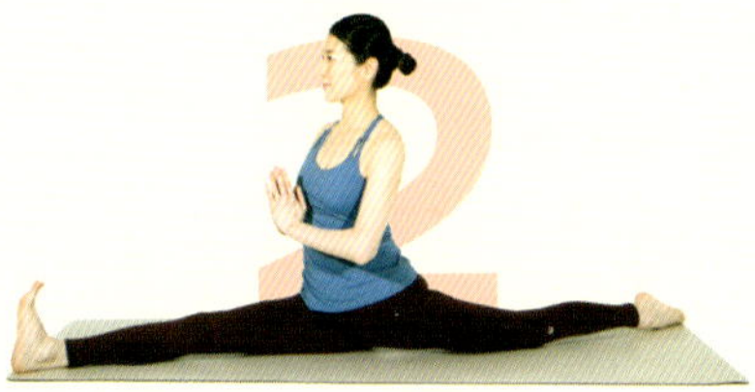

몸을 오른쪽으로 돌리고 양다리를 앞/뒤로 늘인다.
양 골반을 똑바로 하고 배꼽과 가슴은 전방을 향하게 하며
양손은 가슴 앞에 합장한다.

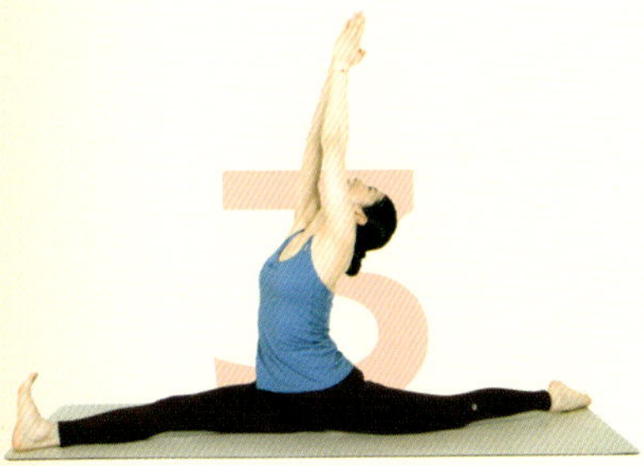

숨을 마시며 가슴과 양팔, 시선을 천장 위로 들어 올린다.
두 다리와 골반으로 균형을 잡으며 다리를 앞/뒤로 최대한 늘인다.

반대쪽도 동일한 방법으로 실시한다.

11. Supta Virasana

숩타 비라아사나

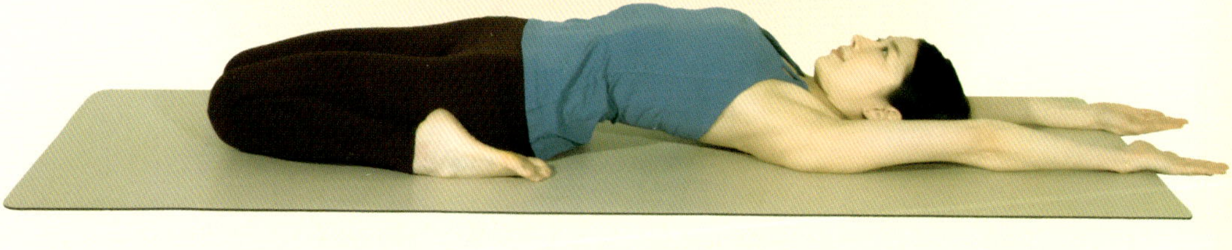

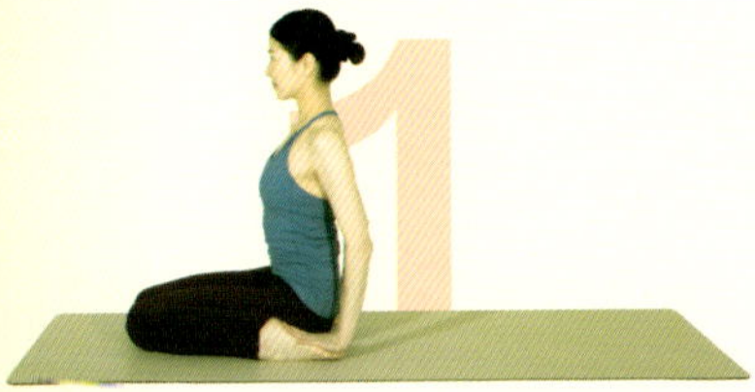

양 무릎을 꿇고 앉아 발끝을 열어 W형태로 앉는다.
양발의 뒤꿈치를 엉덩이에 밀착시키고
양손은 발바닥 위에 두고 허리를 바르게 편다.

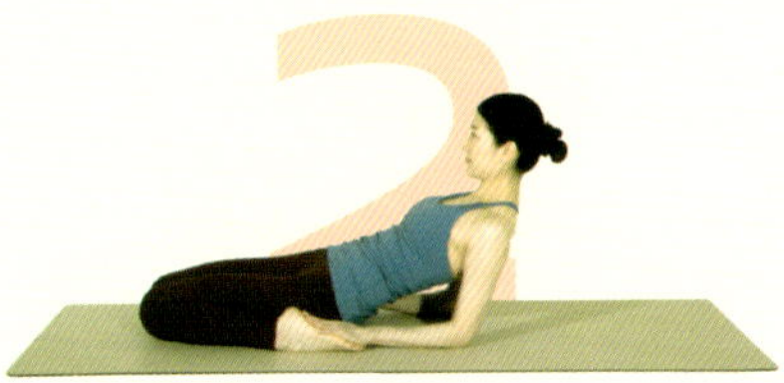

양 팔꿈치를 구부려 팔꿈치, 정수리, 뒤통수 순으로
상체를 바닥에 내려놓는다.

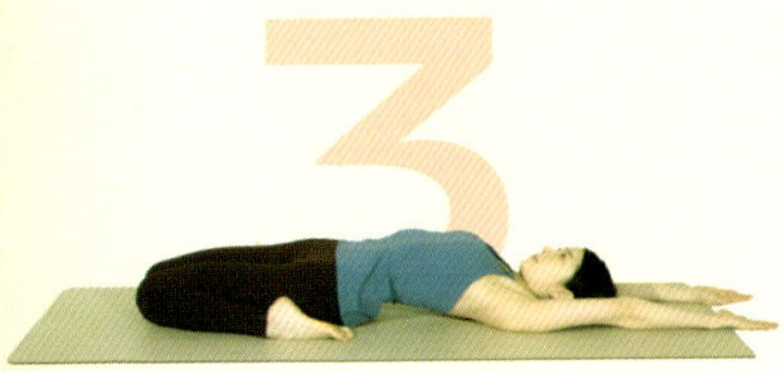

양팔을 들어 올려 귀 옆에 붙인다.
두 무릎은 붙이고 가슴을 높이 들어 올린다.
뒷목은 바닥에 닿도록 내려놓으며
양팔을 반듯하게 펴고 통상적인 호흡을 한다.

12. Gomukhasana

고무카아사나

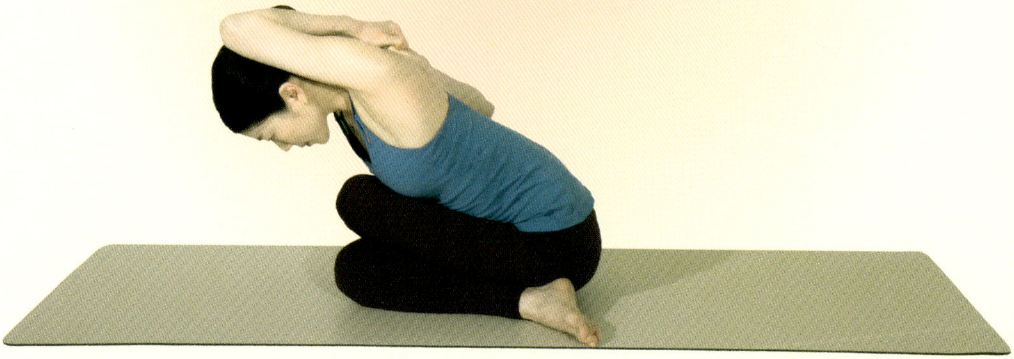

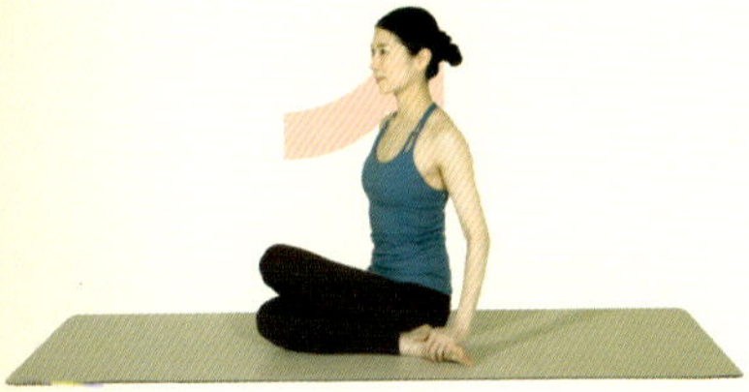

오른 다리 아래로, 왼 다리를 위로 접어 양 무릎을 포갠다.
양손으로 발끝을 잡고 시선은 정면을 향하고 허리를 곧게 편다.

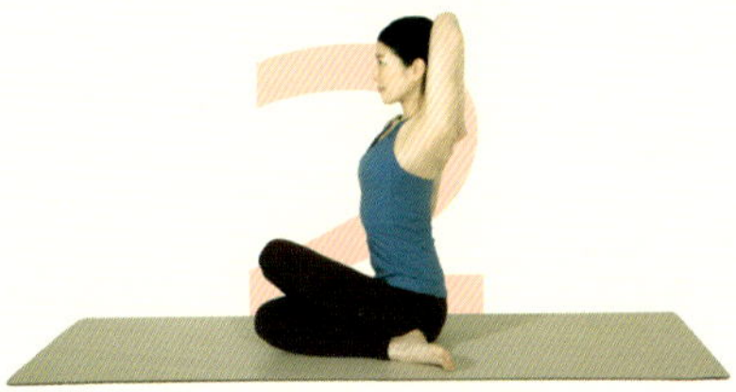

왼팔은 위로 오른팔을 아래로 하여
등 뒤에서 접어 양손을 맞잡는다.
고개를 뒤로 젖히며 시선은 정면을 향하게 하고
허리는 반듯하게 편다.

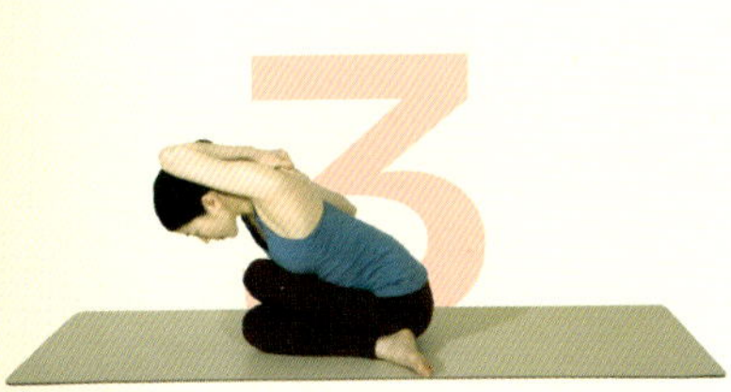

숨을 내쉬며 상체를 숙여 골반과 무릎이 압축되도록 한다.
등 뒤에서 잡은 두 손이 풀리지 않도록 한다.

반대쪽도 동일한 방법으로 실시한다.

13. Ardha Matsyendrasana
아르다 마첸드라아사나

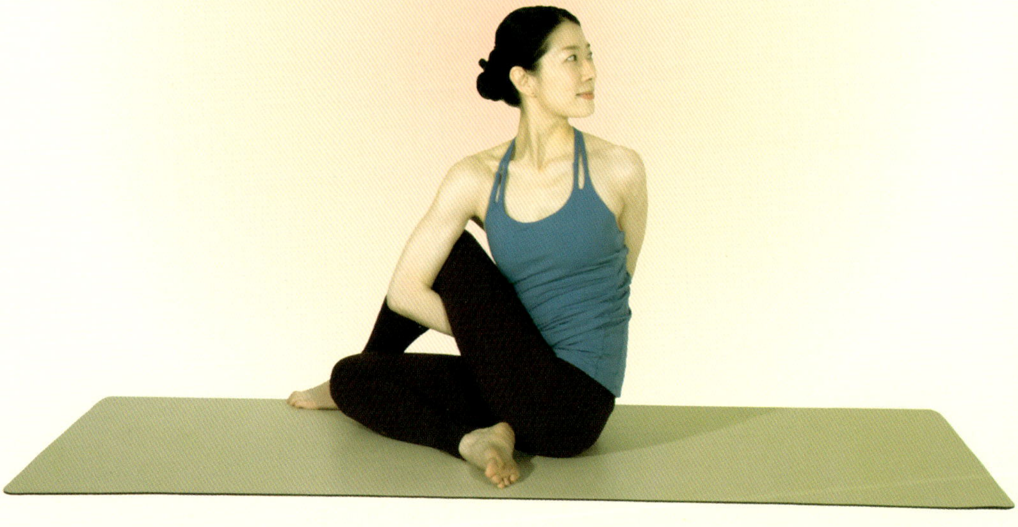

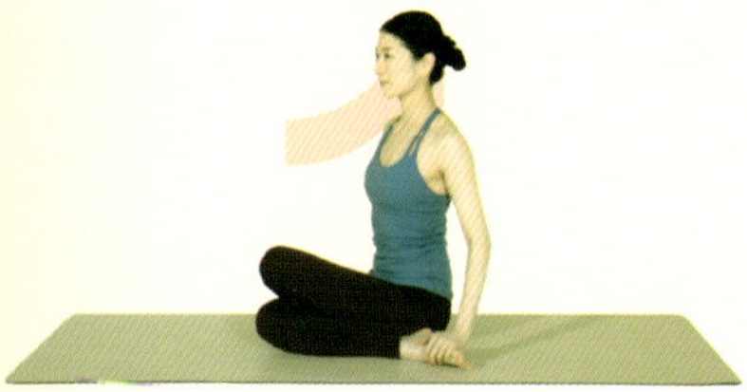

오른 다리를 아래로 왼 다리를 위로 하여 두 무릎을 접어 포갠다.
양 발끝을 엉덩이 옆으로 밀착시킨다.

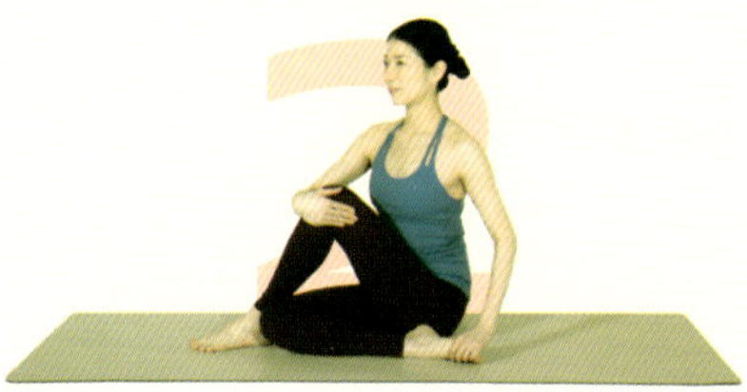

왼 무릎을 세워 오른팔로 왼 무릎을 감싼다.
허리는 곧게 펴고 허리를 왼편으로 돌려준다.

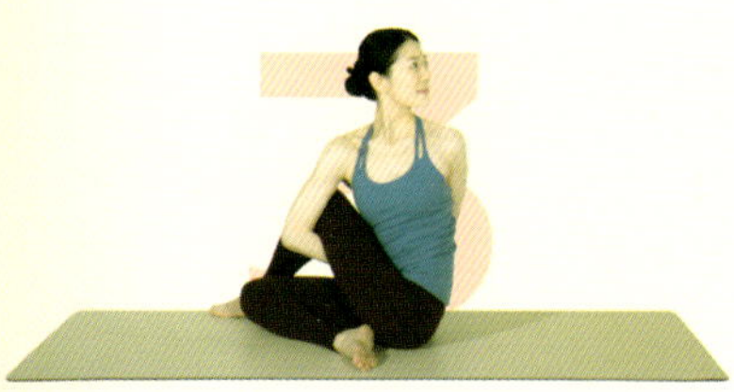

오른손은 왼 무릎 바깥쪽으로, 왼손은 등 뒤로 하여 양손을 맞잡는다.
허리는 반듯하게 펴고, 상체를 왼쪽으로 틀어준다.
시선도 왼쪽 어깨 너머로 응시한다.

반대쪽도 동일한 방법으로 실시한다.

14. Padmasana

파드마아사나

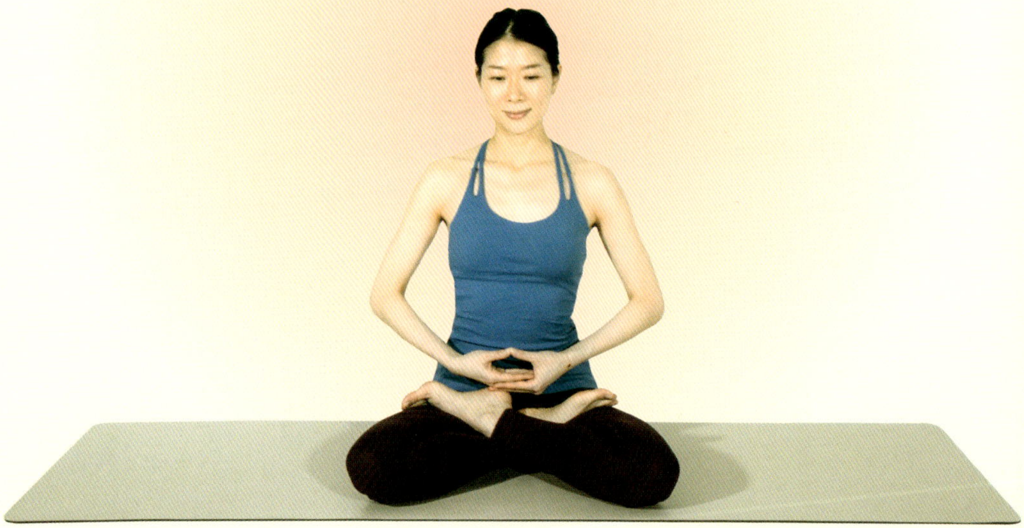

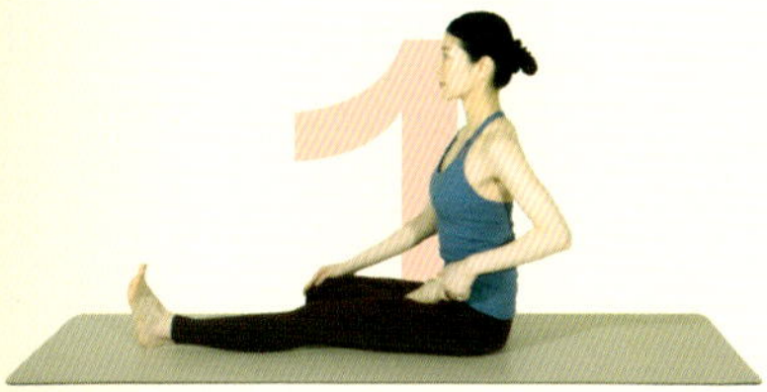

오른 다리를 접어 왼 허벅지 위에 발등을 올려놓고
오른 무릎을 바닥으로 낮춘다.

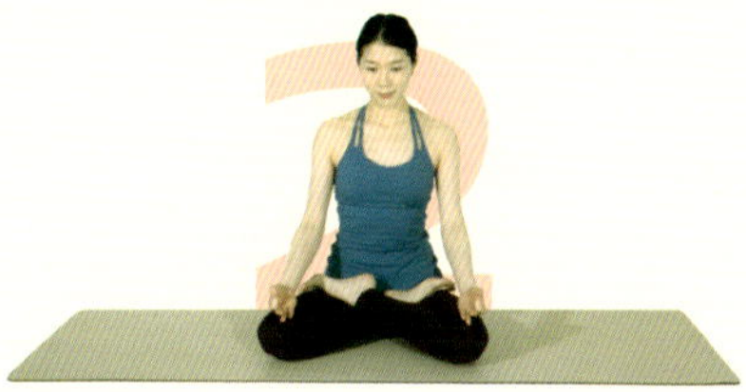

반대쪽 다리도 접어 무릎을 바닥으로 낮춘다.
양 손등을 무릎 위에 편안하게 올려놓는다.

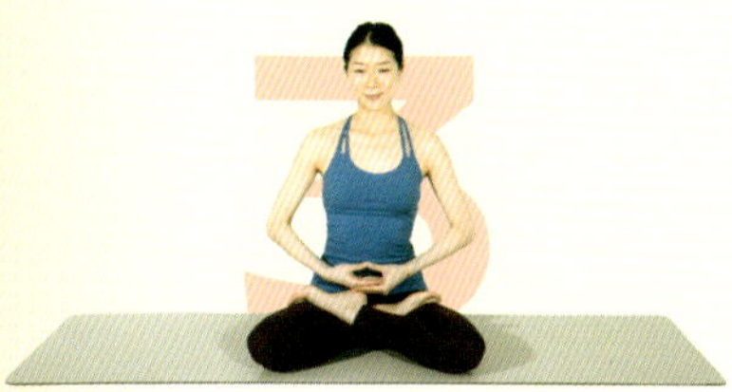

양손을 몸 중앙으로 하여 포개고 엄지손가락끼리 붙여주고
두 어깨에 힘을 빼고 시선은 바닥에 한곳을 바라보고 집중한다.

반대쪽도 동일한 방법으로 실시한다.

* Practical Poses는 다양한 아사나들을 통하여 단련된 심신을 더욱 증진시키는 응용 자세 1, 응용 자세 2, 응용 자세 3으로 구성되어 있다.
Practical Poses를 꾸준히 수행하다 보면 호흡과 자세를 자연스럽게 수행할 수 있을 것이며,
자세 교정 및 체중 감소, 유연성 증대 및 근력 강화 등의 효과를 얻을 수 있을 것이다.
동작 중 편 자세가 있는 경우, 오른쪽부터 진행하고, 반드시 양쪽 동작을 모두 수행하도록 한다.

Chapter 4.3

PRACTICAL POSES 3
LYING-DOWN POSE

응용 자세 3 - 누워서 하는 자세

Practical Poses(응용 자세 1, 2, 3)는 1, 2장에서 나온 Surya Namaskara Basic과 Surya Namaskara I, II를 통해 워밍업을 한 후 오른쪽과 왼쪽 동작 모두를 수행하도록 한다.

1. Matsyasana
마츠야아사나

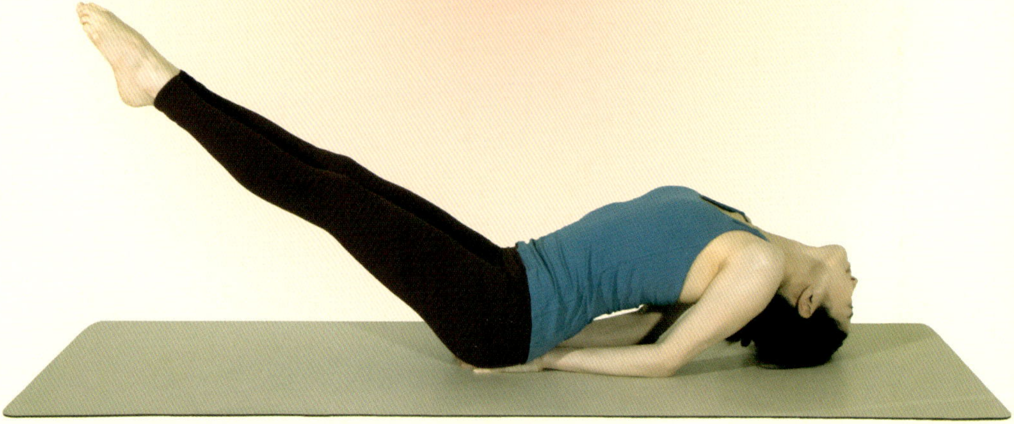

1

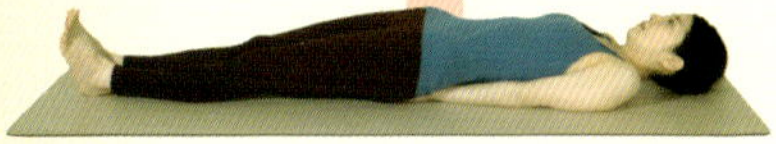

등을 바닥에 대고 눕는다.
양팔을 등 뒤로 가져가 양손을 모으고 양팔을 쭉 편다.

2

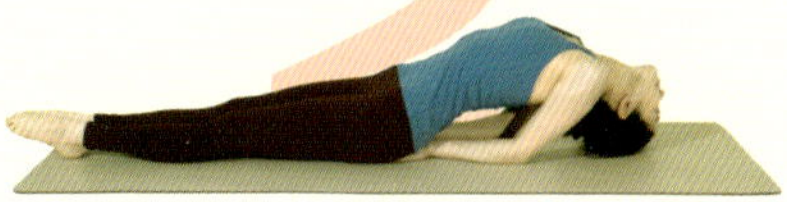

발끝을 멀리하고 팔꿈치로 바닥을 눌러 가슴을 들어 올린다.
이때 정수리는 바닥에 닿도록 한다.

3

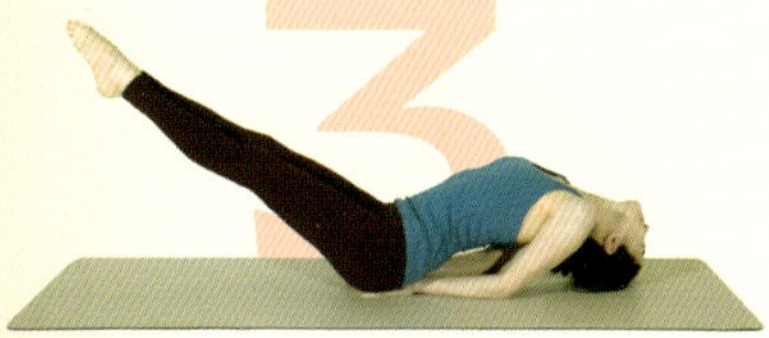

숨을 마시며 두 다리를 동시에 들어 올리도록 한다.
기도를 열어 호흡한다.

2. Halasana

할라아사나

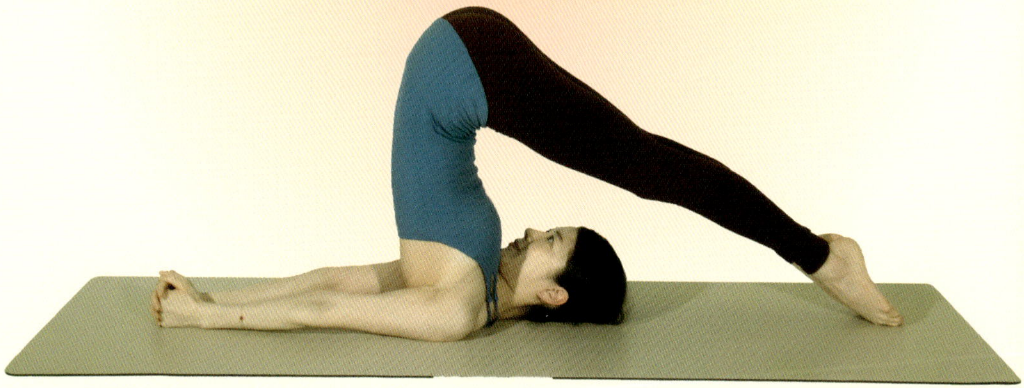

1

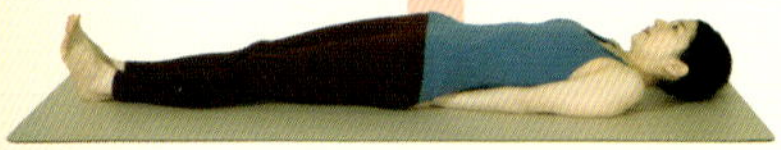

등을 바닥에 대고 누워 양손을 등 뒤로 가져가 바닥을 짚어 준다.

2

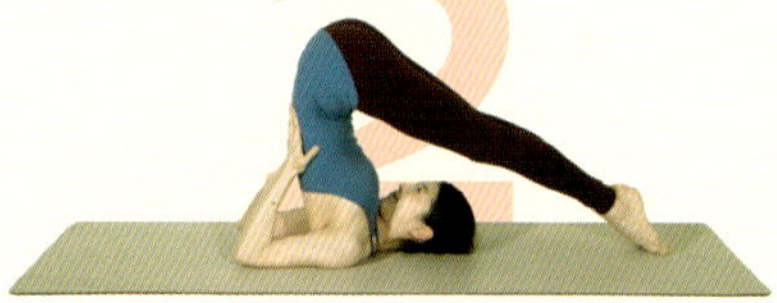

두 다리를 위로 들어 올리고
등을 굴려 양발을 머리 위쪽 바닥에 두고
양손으로 허리를 받쳐 상체를 곧게 세워준다.

3

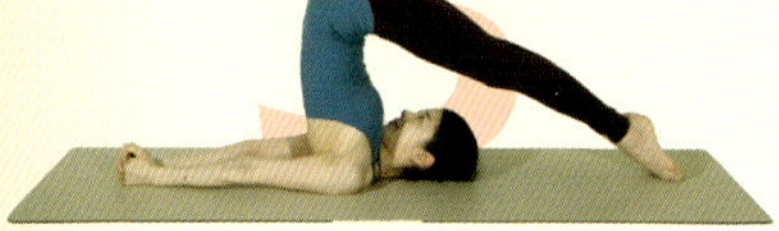

양팔을 바닥에 내려놓고 양손은 깍지 끼도록 한다.
양팔로 지그시 바닥을 눌러 상체를 더욱 곧게 세워준다.

3. Salamba Sarvangasana

살람바 사르방가아사나

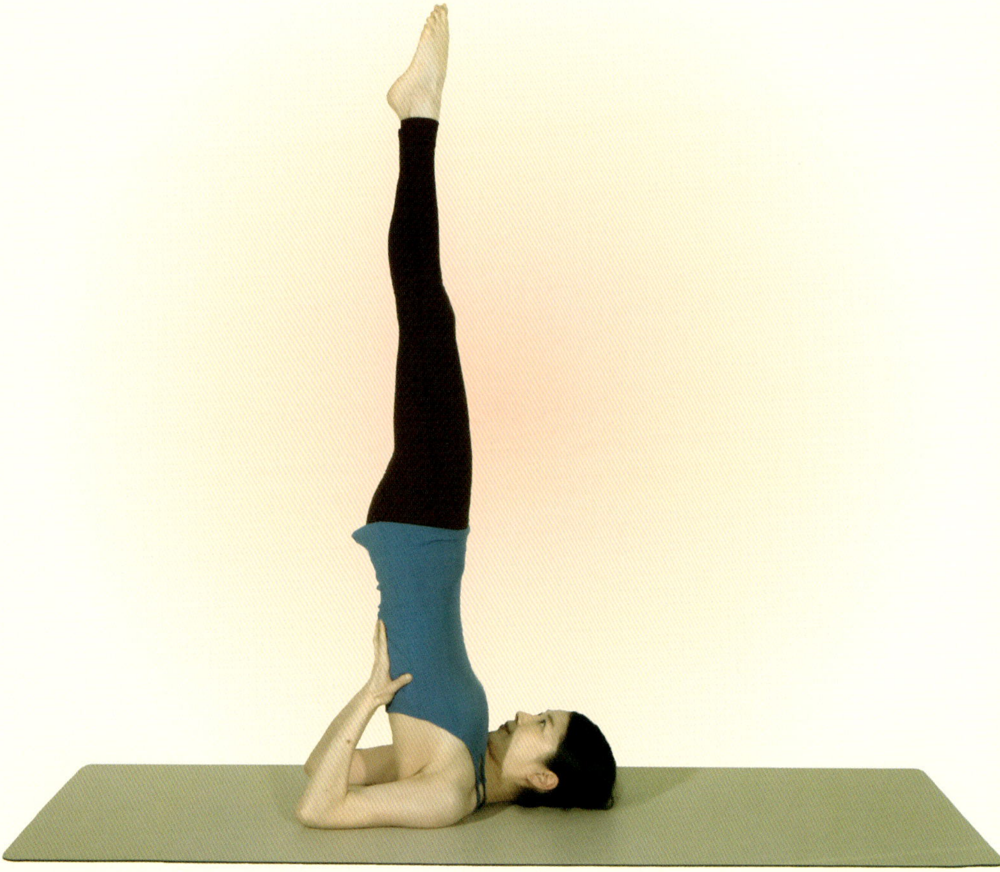

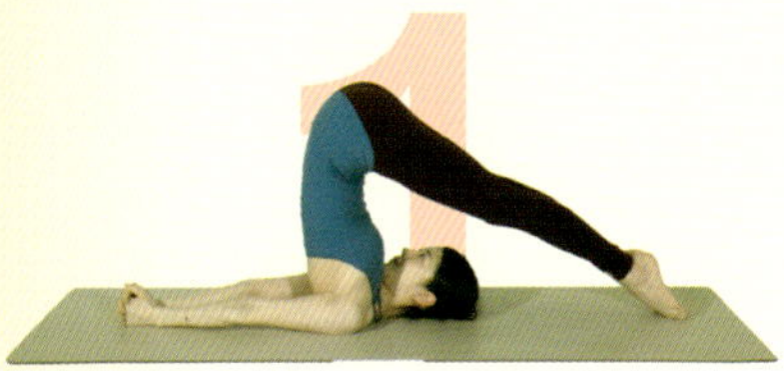

두 다리를 머리 위쪽으로 넘기고,
양쪽 어깨를 안쪽으로 모아 깍지를 낀다.

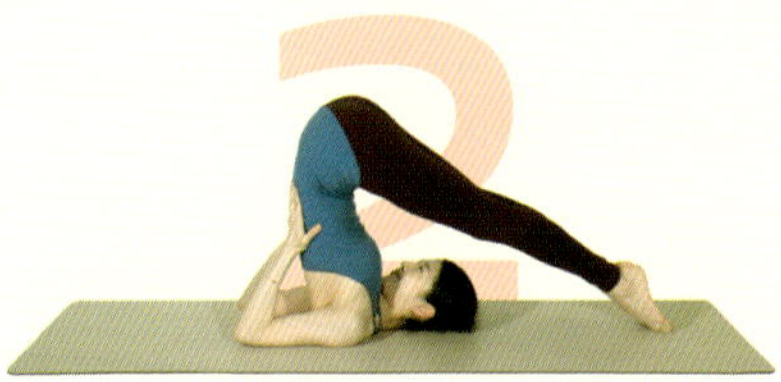

양손으로 허리를 받치고 어깨와 팔꿈치를 안쪽으로 모은다.
허리를 곧게 세워 놓는다.

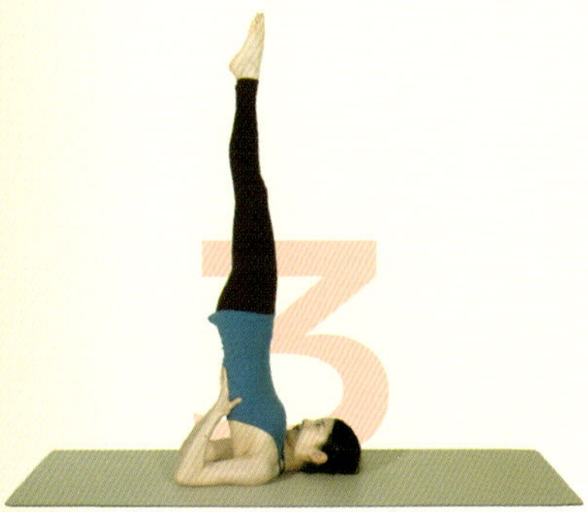

두 다리를 천장 위로 들어 올리고 엉덩이에 힘을 주며 골반을 앞으로 한다.
양발을 붙여 모은 상태에서 몸을 곧게 세워 천장을 향해 늘인다.

4. Urdhva Dhanurasana

우르드바 다누라아사나

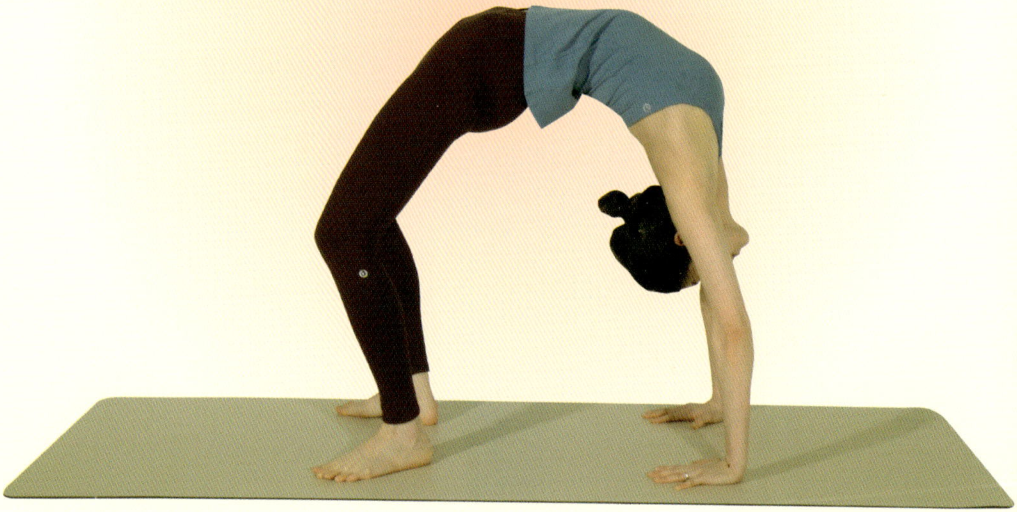

1

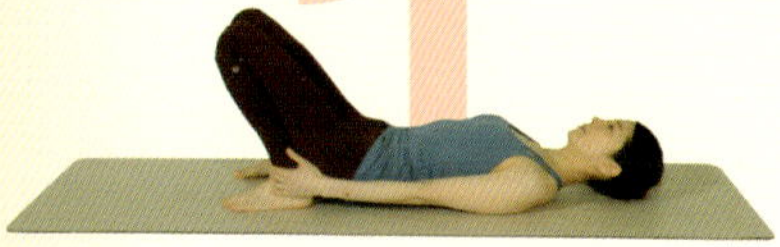

등을 바닥에 대고 눕는다.
무릎을 세우고 양손으로 양 발목을 잡는다.
양 무릎은 양발을 벌려 놓은 만큼 벌려 놓는다.

2

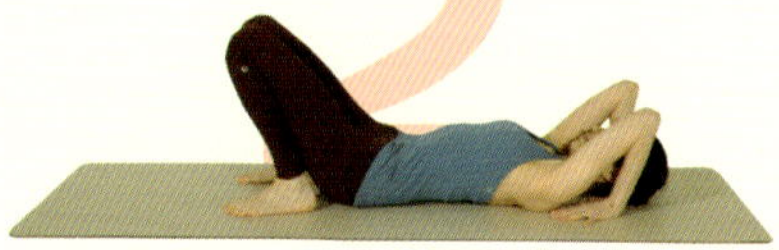

양손을 귀 옆으로 가져간다.
손가락 방향은 어깨 쪽을 향하도록 하여 바닥을 짚는다.

3

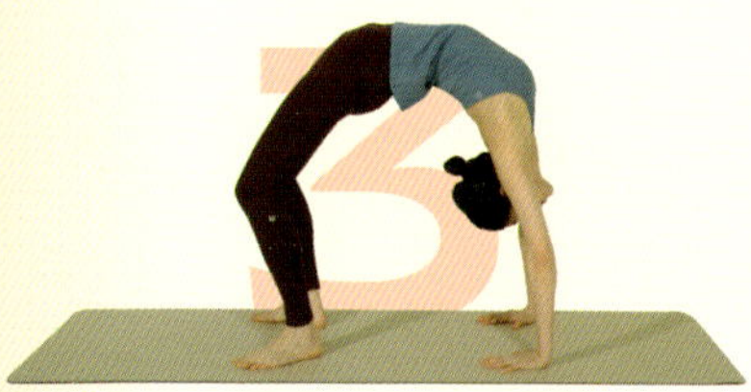

숨을 마시며 양손으로 바닥을 밀며 엉덩이를 들어 올린다.
양손과 양발로 바닥을 누르며 가슴과 엉덩이를 높이 들어 올린다.
시선은 양손 사이를 바라본다.

5. Padma Bhujangasana

파드마 부장가아사나

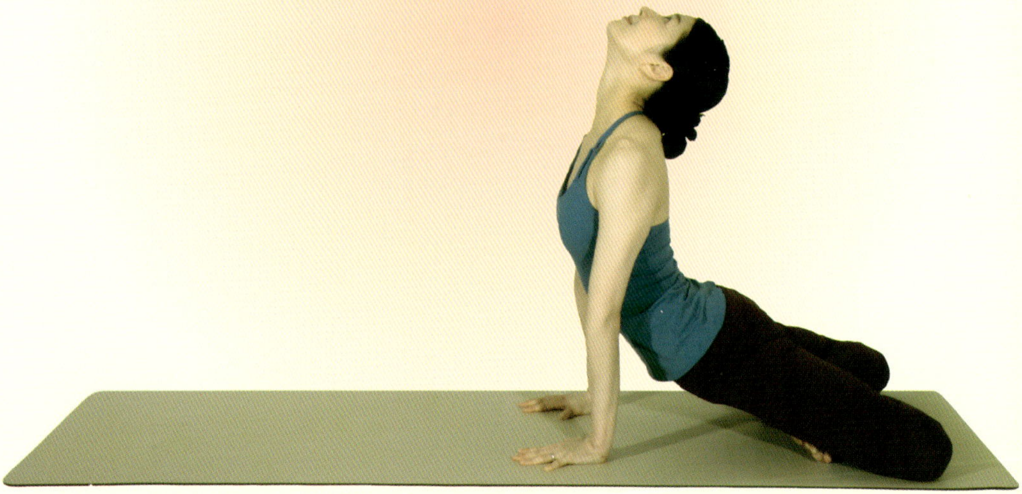

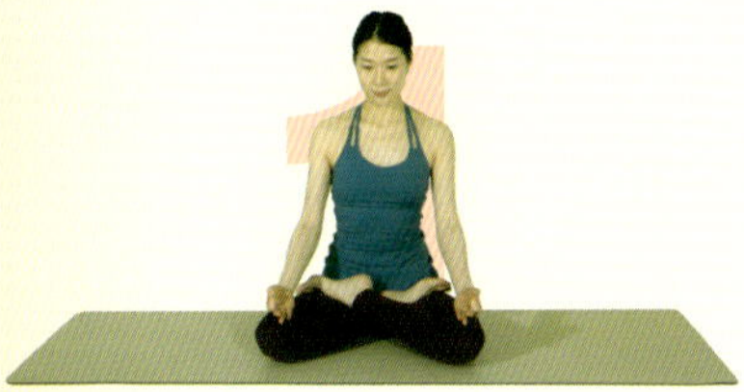

오른 다리를 접고 발등은 왼쪽 허벅지 위에 올려놓는다.
다음 왼 다리를 접어 오른 허벅지 위에 올려놓고
허리를 곧게 펴고 앉는다.

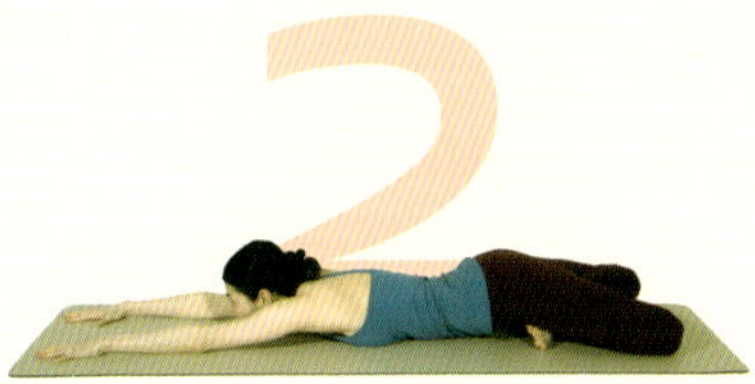

양손을 바닥에 내려놓고 무릎으로 서는 듯하게 하고
바로 배를 바닥에 대고 엎드린다.
양팔을 최대한 앞으로 늘이고
무릎, 골반, 상체, 턱이 바닥에 닿도록 한다.

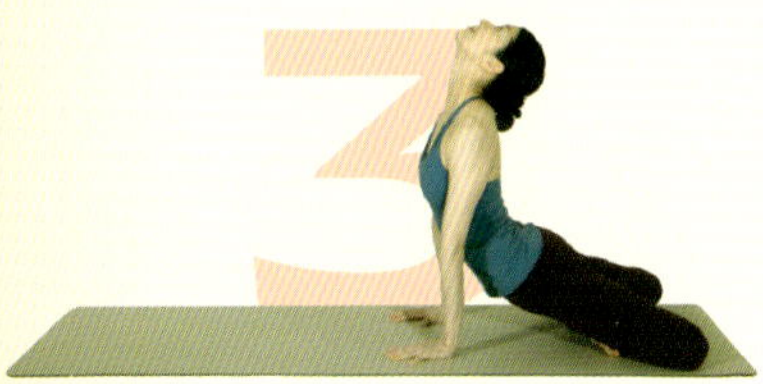

양손을 가슴 옆에 두고 손바닥으로 바닥을 누르면서
숨을 마시며 상체와 고개를 천장으로 들어 올린다.
골반은 천천히 바닥으로 낮춰지도록 한다.

반대쪽도 동일한 방법으로 실시한다.

6. Dhanurasana

다누라아사나

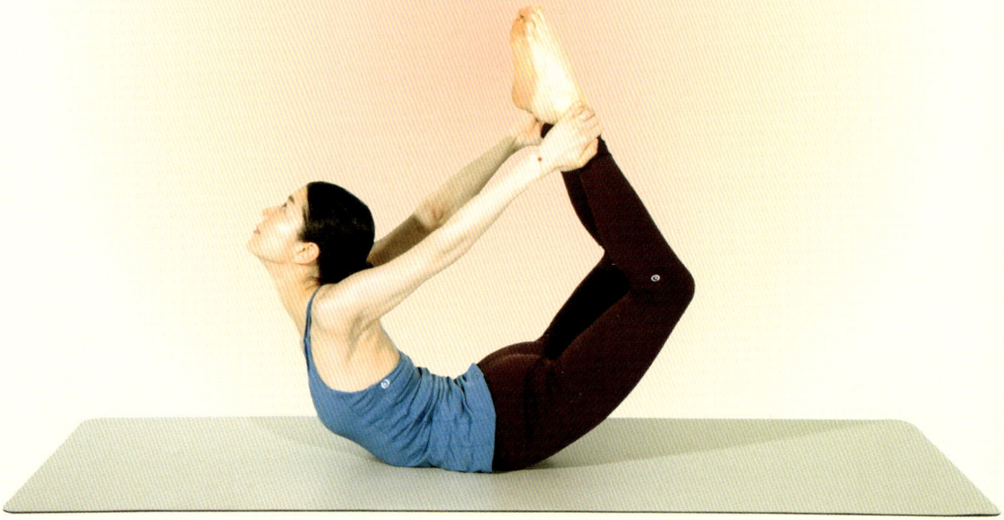

1

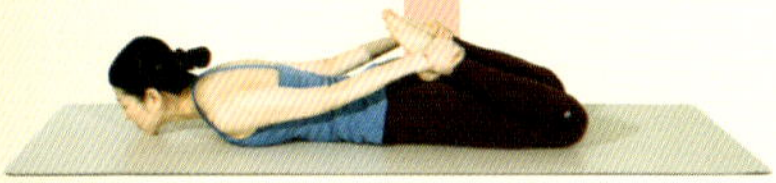

배를 바닥에 대고 눕는다.
두 무릎을 구부려 양손으로 양 발목을 잡는다.
양 무릎은 골반 너비로 벌리고 시선은 정면을 향한다.

2

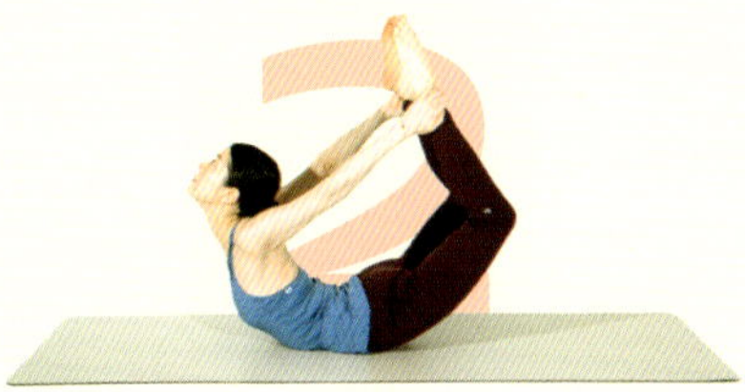

숨을 마시며 발등을 천장 쪽으로 차올린다.
가슴을 열어 고개를 들고 시선은 천장을 향한다.
양 무릎은 살짝 안쪽으로 모으고 양 발끝은 더욱 벌려준다.

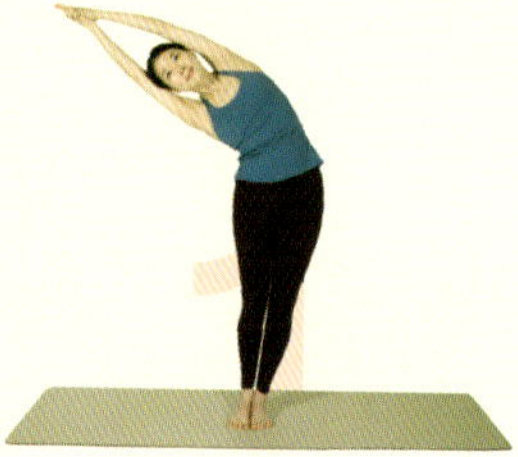

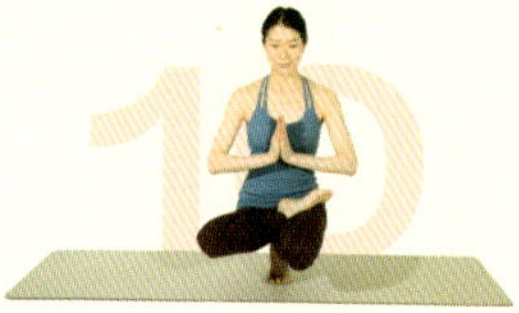

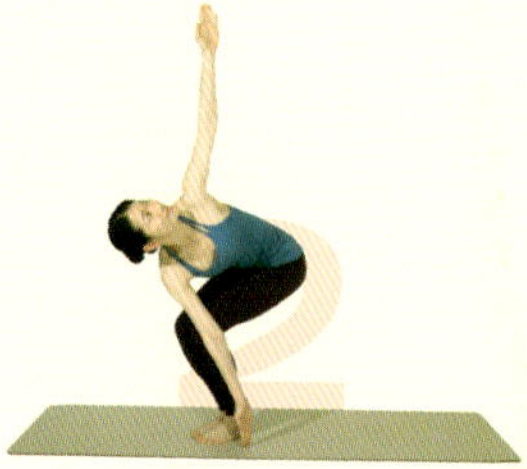

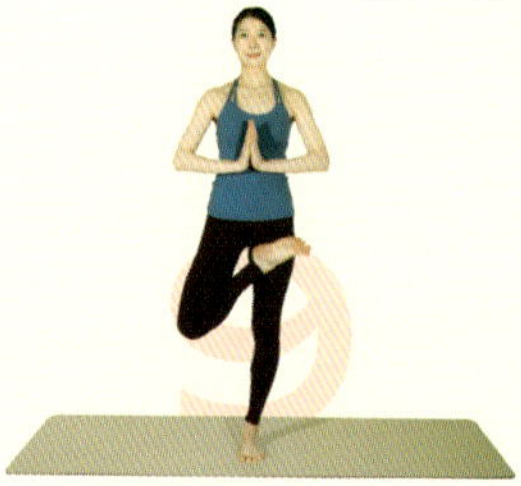

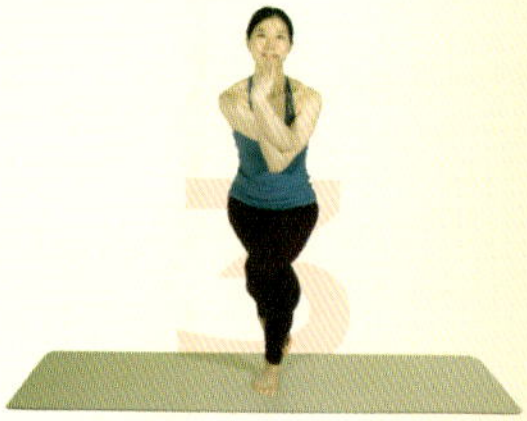

Review

PRACTICAL POSES 1

응용 자세 1

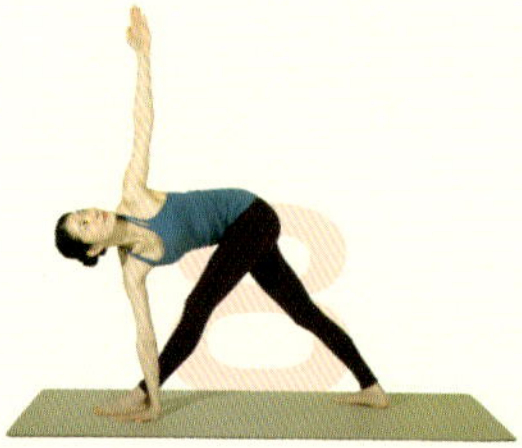

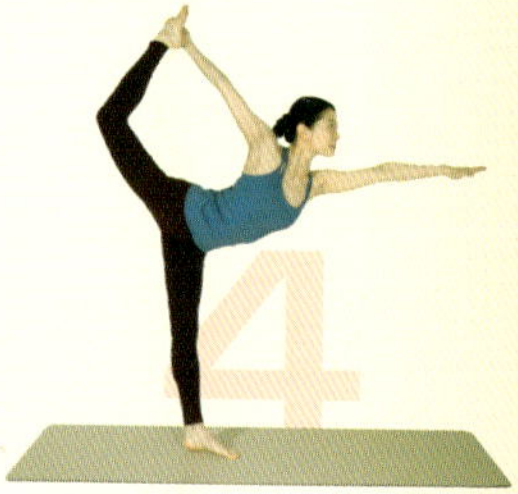

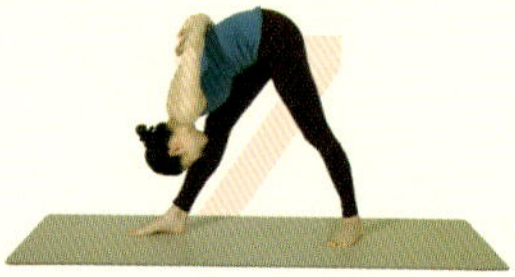

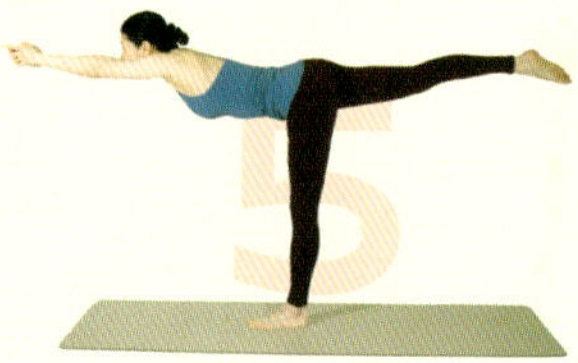

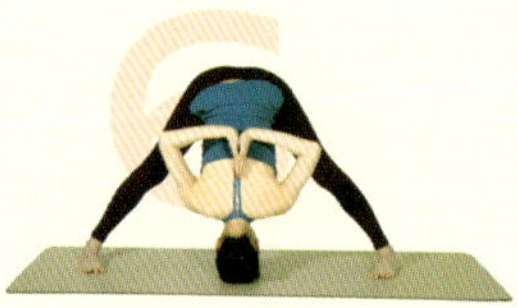

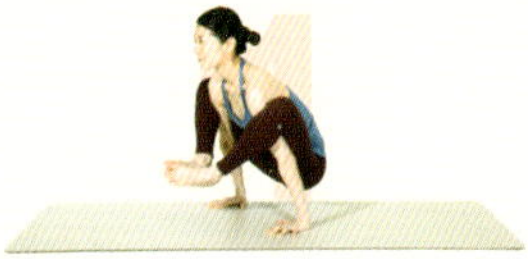

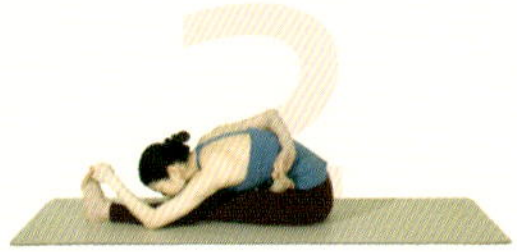

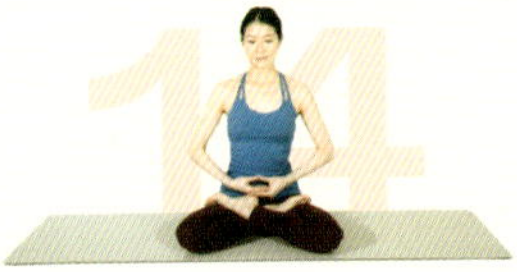

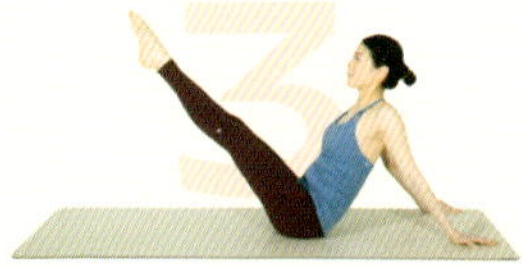

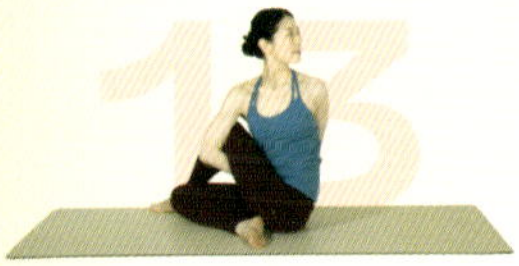

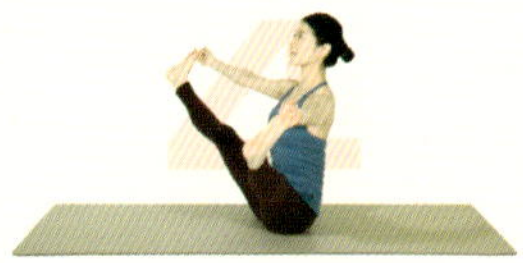

Review

PRACTICAL POSES 2

응용 자세 2

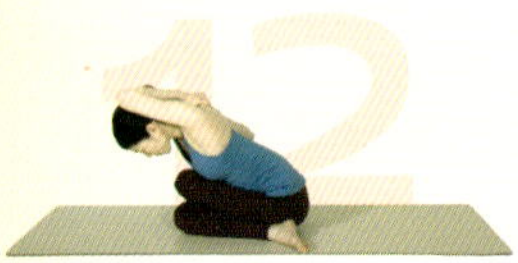

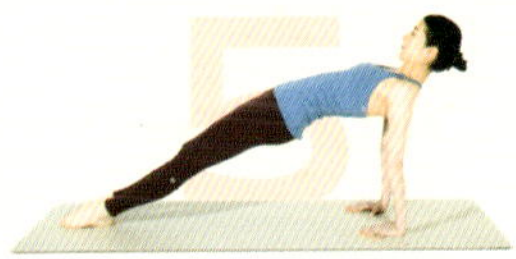

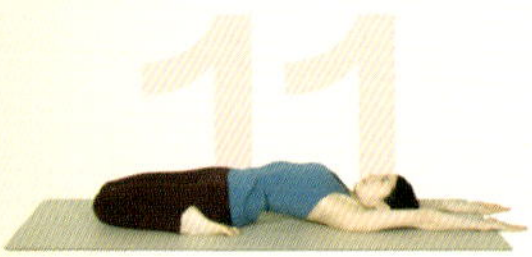

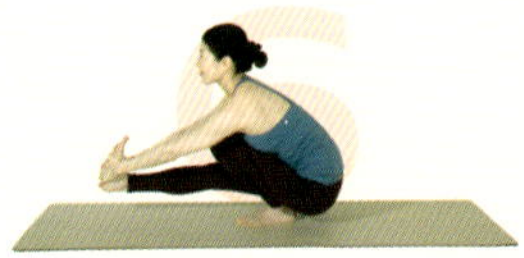

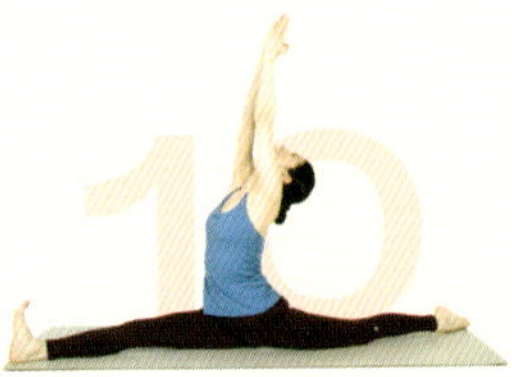

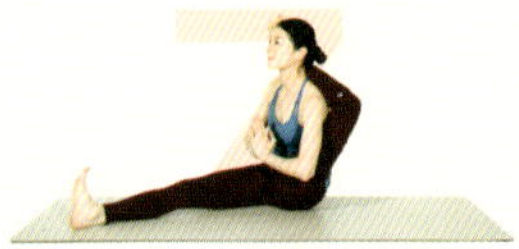

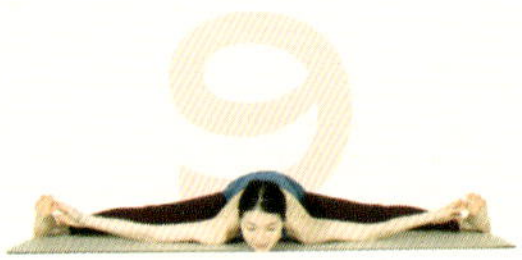

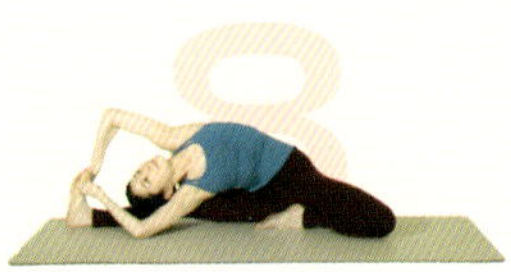

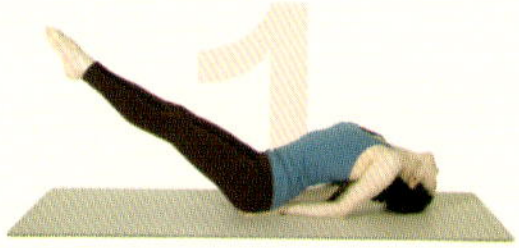

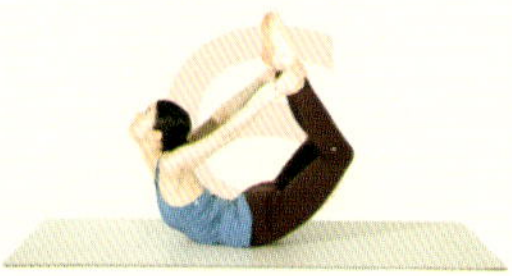

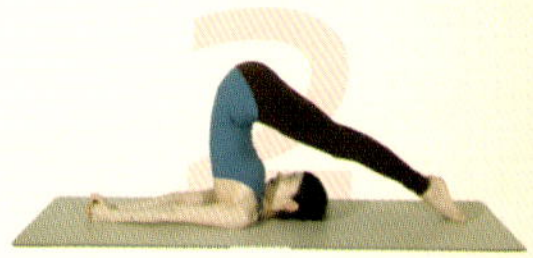

Review

PRACTICAL POSES 3

응용 자세 3

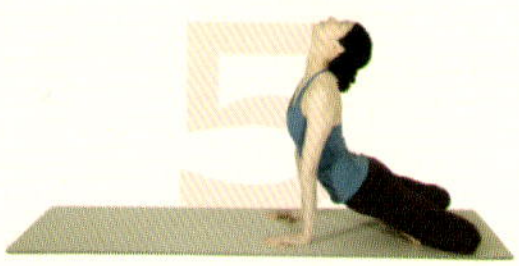

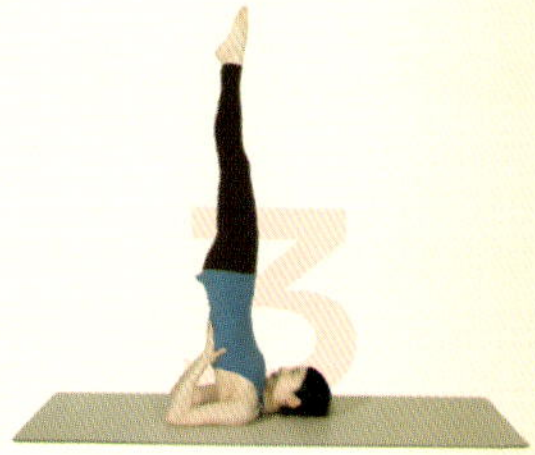

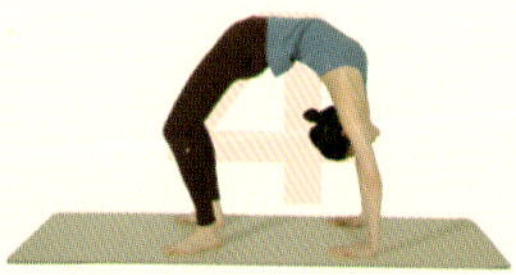

용어 해설

ㄱ	가루다(Garuda)	: 독수리, 왕의 새, 인도 신화 속의 독수리 신
	고(go)	: 소
	고무카(gomukha)	: 소머리
ㄴ	나마스카라(namaskara)	: 경례, 인사
	나바(nava)	: 배
	나타라자(Nataraja)	: 춤 신
ㄷ	다누라(dhanura)	: 활
	단다(danda)	: 막대기 또는 지팡이
ㄹ	라자(raja)	: 왕
ㅁ	마리차(Marichi)	: 브라마의 아들 중 한 명인 현인의 이름, 수리아의 할아버지
	마첸드라(Matsyendra)	: 물고기 신
	마츠야(matsya)	: 물고기
	무카(mukha)	: 얼굴, 모양
	물라(mula)	: 뿌리, 근간
ㅂ	바카(baka)	: 학
	반다(bandha)	: 육체의 어떤 기관이 수축되고 조정되는 자세
	받다(baddha)	: 묶인
	부자(bhuja)	: 팔, 어깨
	부장가(bhujanga)	: 코브라, 뱀
	브륵샤(vrksha)	: 나무
	비라(vira)	: 영웅
	비라바드라(Virabhadra)	: 인도 신화에 나오는 전사
ㅅ	사르방가(sarvanga)	: 몸 전체
	사바(sava)	: 시체
	산차라나(sanchalana)	: 움직임
	살람바(salamba)	: 받친
	수리야(Surya)	: 태양의 신
	수카(sukha)	: 휴식, 안정, 행복함
	숩타(supta)	: 누운, 눕기
	시르사(sirsa)	: 머리
	스바나(svana)	: 개
ㅇ	아도(adho)	: 아래로
	아르다(ardha)	: 절반
	아사나(asana)	: 자세

아쉬바(ashva) : 말
앙가(anga) : 사지, 가지
앙구스타(angustha) : 엄지손, 엄지발
에카(eka) : 하나, 유일한
우르드바(urdhva) : 위쪽으로
우바야(ubhaya) : 양쪽
우타나(uttana) : 위쪽으로 강한 스트레치, 신장된
우티타(utthita) : 뻗쳐진, 연장된
우파비스타(upavista) : 앉아 있는
웃카타(utlata) : 강력한, 힘센

ㅈ

자누(Janu) : 무릎

ㅊ

차툴(chatur) : 넷
찬드라(chandra) : 달

ㅋ

카포타(kapota) : 비둘기
코나(kona) : 각도
쿰바카(kumbhaka) : 호흡 멈춤

ㅌ

타다(tada) : 산
트리코나(trikona) : 삼각형

ㅍ

파다(pada) : 발, 다리
파당구스타(padangushta) : 엄지손가락 혹은 발가락
파도타나(padottana) : 다리를 강하게 뻗음, 확장
파드마(padma) : 연꽃
파르스바(parsva) : 옆으로
파르스보타나(parsvottana) : 측면을 강하게 뻗는
파리브르타(parivrtta) : 반대의, 회전시킨
파스치모타나(paschimottana) : 몸의 뒷부분 뻗기
푸르보타나(purvattana) : 신체의 앞부분을 강하게 뻗음
프라(pra) : 앞, 매우
프라나마(pranama) : 숨, 생기, 올바른 앎
프라사리다(prasarita) : 확장된, 활짝 편
피다(pida) : 누르다, 압박

ㅎ

하누만(hanuman) : 원숭이 신
하스타(hasta) : 손 또는 팔
할라(hala) : 쟁기

도움 주신 분

이다은

기업 브랜딩 마케터
이화여자대학교 조형예술학부, 커뮤니케이션미디어학부 학사

이재은

그래픽 디자이너, Lazyagile 대표
University of the Arts London(UAL) 그래픽미디어디자인 석사
이화여자대학교 서양화, 미술사학 학사

이주은

Universität der Künste Berlin(UDK) 무대의상 전공

김은혜

성신여자대학교 체육철학 박사
한국체육철학회 편집국장
서울시 루지경기연맹 사무국장